普通高等学校教材

供医学影像技术、临床医学、生物医学工程、生命科学及计算机相关专业使用

国家重点研发计划,"中医药现代化研究"专项,"横向分部/纵向分经的腧穴效应规律及其机制研究"项目,"肢体部腧穴全身调控效应的脑脊同步成像机制研究"课题(2022YFC3500603)基金资助
西安电子科技大学教材建设基金资助项目

医学影像智能分析基础

主　编　刘继欣　张　明

副主编　张　毅　李　军　牛　璇

编　者(以姓氏笔画为序)

马超宗(西安电子科技大学)　　　　　王晨曦(西安电子科技大学)

牛　璇(西安交通大学第一附属医院)　冯心悦(西安电子科技大学)

刘继欣(西安电子科技大学)　　　　　苏文杰(西安电子科技大学)

李　军(西安电子科技大学)　　　　　李　楠(西安电子科技大学)

吴雷鸣(西安电子科技大学)　　　　　张　明(西安交通大学第一附属医院)

张　毅(西安电子科技大学)　　　　　赵得胜(西安电子科技大学)

洪子龙(西安电子科技大学)　　　　　贾宇霞(西安电子科技大学)

高兰琦(西安电子科技大学)　　　　　綦新港(西安电子科技大学)

黎广宇(西安交通大学第一附属医院)　潘志强(西安电子科技大学)

U0245470

人民卫生出版社
·北　京·

图书在版编目（CIP）数据

医学影像智能分析基础 / 刘继欣，张明主编. —北京：人民卫生出版社，2023.11

ISBN 978-7-117-35671-8

Ⅰ. ①医… Ⅱ. ①刘… ②张… Ⅲ. ①医学图像—图像处理 Ⅳ. ①R445

中国国家版本馆CIP数据核字（2023）第231418号

| 人卫智网 | www.ipmph.com | 医学教育、学术、考试、健康，购书智慧智能综合服务平台 |
| 人卫官网 | www.pmph.com | 人卫官方资讯发布平台 |

医学影像智能分析基础

Yixue Yingxiang Zhineng Fenxi Jichu

主　　编：刘继欣　张　明

出版发行：人民卫生出版社（中继线 010-59780011）

地　　址：北京市朝阳区潘家园南里 19 号

邮　　编：100021

E - mail：pmph @ pmph.com

购书热线：010-59787592　010-59787584　010-65264830

印　　刷：中煤（北京）印务有限公司

经　　销：新华书店

开　　本：850×1168　1/16　印张：10

字　　数：255 千字

版　　次：2023 年 11 月第 1 版

印　　次：2024 年 1 月第 1 次印刷

标准书号：ISBN 978-7-117-35671-8

定　　价：69.00 元

打击盗版举报电话：010-59787491　E-mail：WQ @ pmph.com

质量问题联系电话：010-59787234　E-mail：zhiliang @ pmph.com

数字融合服务电话：4001118166　E-mail：zengzhi @ pmph.com

前 言

　　《医学影像智能分析基础》是依据现阶段智能医学与医学影像专业的人才培养目标，为适应我国医学教育改革需求和医学影像智能分析技术的快速发展编写而成的，是为医学影像学、智能医学工程专业量身定制的数学基础教材，供高等院校本科学生使用，也可作为研究生参考书。

　　医学影像技术可以非侵入式地获取人体不同脏器的结构及功能信息，这一技术的出现为传统医学诊断方法带来了巨大的变革。医学影像数据占临床数据的 90%，充分挖掘医学影像信息对临床智能诊断、智能决策及患者预后评估有重要作用。然而，国内目前尚缺乏专门针对医学影像学、智能医学工程本科专业设计的数学基础教材，这使得其教学面临以下三个困境：第一，医学影像特征挖掘、特征提取、智能分析等所需的数学知识涉及 MATLAB 语言、数字图像处理、数理统计、回归分析等课程，按照目前工科一般的课程构建模式，这些内容分布在不同学期的课程中，知识点呈现散在分布、相对琐碎的特点，缺乏针对医学影像分析所需的系统的数学框架，这导致学生在学习医学影像分析的核心知识点时无法融会贯通，应用过程中常常生搬硬套、囫囵吞枣；第二，脱离医学影像背景而单纯讲授数学知识，难以将所学知识与医学影像分析的目的和意义关联起来，从而无法激发学生的学习兴趣和创新意识；第三，近年来，人工智能方法成为医学图像处理技术发展的一个研究热点，但尚缺乏一门以数值计算、数字图像处理、计算机技术为主要工具的基础引导课，难以为后续学习智能信息处理、模式识别、神经网络等课程打下理论基础。本教材是在"高等数学"课程的基础上，面向本科学生，针对当前医学影像学、智能医学工程专业医学图像分析教学所面临的上述现状编写而成。

　　为了系统介绍医学影像分析的基础知识，本教材首先介绍 MATLAB 语言与医学影像数据格式，主要介绍 MATLAB 语言表示法的基本知识和求解医学影像处理问题的软件环境；进而介绍医学影像的常用特征指标，主要让学生掌握基于 MATLAB 语言的数学测度计算方法及其所表达的图像意义；接下来介绍图像特征分析中的参数估计与假设检验，系统介绍针对医学影像特征的基本统计学方法；进一步介绍医学影像分析中常用的相关分析与线性回归的分析方法，使学生可以从大量图像特征中提取与疾病关联最大的指标；最后介绍医学影像中的机器学习方法，让学生初步完成对海量影像数据信息进行更深层次的挖掘、预测和分析工作。

　　本教材的内容编写着重关联"MATLAB 语言""数学测量""医学影像知识"，教材中所涉及的数学知识点都用 MATLAB 语言编程实现。为避免涉及过深的医学术语，在应用举例中，尽可能做到使用通俗易懂的语言，目的是让学生明确不同数学知识与医学影像所蕴含疾病信息的关系，便于学生学习和应用。

刘继欣　张　明

2023 年 8 月

目　录

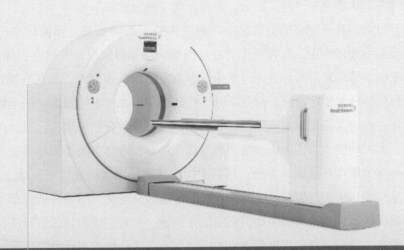

01

第一章

医学影像
处理概论

医学影像处理是指为了医疗或医学研究，对人体或人体某部分，以非侵入方式取得内部组织影像的技术与处理过程。当前常用的成像技术包括常规 X 线摄影、计算机断层扫描（computed tomography，CT）成像、放射性核素显像、超声成像及磁共振成像（magnetic resonance imaging，MRI）等，为疾病筛查、诊治以及研究提供重要信息。自 1895 年伦琴发现 X 线以来，医学影像开启了崭新的一页，实现了以非侵入方式获取人体内部组织、器官的图像。医学影像技术从传统的 X 线到 CT 成像、MRI 等融合成像，从物理成像到数字成像，从形态学成像到微观成像和分子成像，从单纯的"解剖显示"到现在的"功能成像"等。

目前，在医院存储的信息中，超过 90% 是影像信息，影像信息在临床医疗和科学研究中起着至关重要的作用。影像医生可通过肉眼识别图像信息，并结合人体解剖学、生理学、病理学、临床医学等综合因素分析，进而抽丝剥茧，推断人体组织、器官是否异常及其异常程度，最终进行疾病诊断与治疗决策。与此同时，伴随医学影像技术的发展，医学影像的种类趋于多元化和复杂化，如何对海量图像信息进行精准识别、有效整合和应用，已成为医学研究的首要课题。近年来，人工智能成为计算机辅助诊断的研究热点，通过对医学影像信息进行智能化分析、挖掘，以辅助影像医生解读医学影像；还可应用于病理学图像智能分析领域，从而促进病理诊断与分析。简单来说，人工智能将传统的医学图像通过计算转化为图像特征，用于定量描述图像的空间、时间异质性，揭示出肉眼无法识别的图像特征，并对生成的特征进行统计学分析，从而建立具有疾病筛查、诊断与预后评价等价值的模型，为个性化诊疗提供重要信息。

第一节　医学影像技术的发展

影像学始于 X 线的发现。1895 年，德国物理学家威廉·康拉德（Wilhelm Conrad Roentgen）在使用阴极射线管进行研究时，意外发现了具有穿透性和荧光作用的某种未知射线。伦琴夫人手部的骨头和手上的结婚戒指，被认为是人类历史上第一张 X 线片（图 1-1）。X 线的发现打开了原子世界的大门，开创了放射学的先河，对人类历史产生了深远的影响。伦琴也因此获得了首届诺贝尔物理学奖。

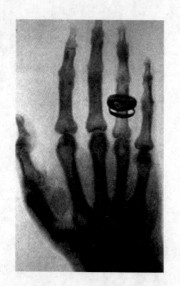

图 1-1　伦琴夫人手部 X 线片

X 线的发现使人类非侵入性观察活体组织器官的形态成为可能，从而快速应用于医学诊断。1896 年 2 月，在马萨诸塞州达特茅斯，美国物理学家埃德温·弗罗斯特（Edwin Frost）首先使用 X 线成像技术来识别 Colles 骨折。这是 X 线成像技术在临床上的首次应用，拉开了医学影像学的序幕。20 世纪 10—20 年代，常规 X 线机出现。1925—1945 年，防电击 X 线机、防散射型 X 线机、三相高压发生器、旋转阳极 X 线管相继出现，这标志着 X 线成像技术逐步走向成熟。

1945 年后，科学技术的发展迎来新的高潮，医学影像技术同样日新月异。20 世纪 50 年代初期，A 型超声诊断应用于临床，不久后，B 型、M 型、D 型超声相继问世，超声成像逐渐成为医学影像的重要组成部分。

1967 年，英国电子工程师亨斯菲尔德（Hounsfield）首次提出 CT 扫描的构想。1971 年 10 月，

Hounsfield 发明了世界上第一台 CT 扫描仪（图1-2），在阿特金森莫利医院进行了第一次临床 CT 扫描，并显示了一个明确的囊肿。从此实现了医学影像由面到体的突破。CT 将传统的 X 线直接成像转变为使用探测器接收 X 线，再经计算机重建间接成像，是医学影像设备结合计算机的里程碑式成果，也标志着医学影像从此进入了计算机断层成像时代。

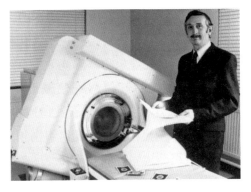

图 1-2　世界上第一台 CT

1958 年，美国科学家安格（Hal·O·Anger）发明了世界上第一台 γ 照相机，这是核医学动态检查的开端。1976 年，ORTEC 公司组装生产了第一台商用正电子发射体层成像（positron enission tonography，PET）仪。1971 年，美国物理学家 David E. Kuhl 和 Roy Edwards 发明了通用型单光子发射计算机体层成像（single photon enission computed tomography，SPECT），而美国学者罗纳德·贾斯扎克（Ronaed Jaszczak）研制出了脑专用 SPECT。核医学成像技术经历了从静态到动态、从重叠到断层的发展，与解剖成像技术优势互补，是医学影像技术发展史上的里程碑。

1973 年，美国科学家保罗·劳特布尔（Paul Lauterbur）和美国物理学家彼得·曼斯菲尔德（Peter Mansfield）在荷兰的中心实验室搭建了最初的磁共

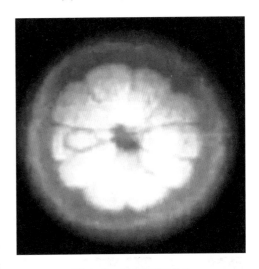

图 1-3　诺丁汉的橙子

振成像系统，并对充满液体的物体进行了成像，得到了著名的核磁共振图像"诺丁汉的橙子"（图1-3），并于 1976 年首次成功对活体进行了手指的 MRI。MRI 技术具有无创、无辐射的特点，是继 CT 以来医学影像技术的又一重大突破。

20 世纪 80 年代，医学影像技术家族已经包括了超声、磁共振、正电子等断层成像技术，这些技术各有侧重，互相补充，能提供丰富而翔实的信息，从而帮助临床医生做出更为精确的诊断。随着信息技术的不断进步，医学影像技术在定性和定量分析技术方面飞速发展，各种医学影像分析平台如 FSL、3D Slicer、FreeSurfer 和 Mrtrix3 相继涌现。医学影像技术在现代医学诊断、治疗和研究中扮演着愈来愈重要的角色。

（刘继欣）

第二节　医学影像物理意义

一、X 线

X 线是一种高能电磁波，从 X 线球管发出并穿过人体组织，经过身体不同密度和厚度的组

织，一部分射线被人体吸收，剩余的 X 线落在 X 线胶片上。X 线可将光片中卤化银的银离子析出，这种现象称作感光效应。当穿过低密度的人体组织时，X 线衰减得越少，X 线片感光得就越多，银离子被还原得也多，因此 X 线片变黑；高密度的组织则相反。根据人体组织结构固有的密度和厚度差异，密

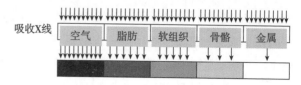

图 1-4　不同密度、厚度组织结构的 X 线成像
密度越高、厚度越大的组织结构对 X 线吸收越多，图像越白

度越高、厚度越大的组织结构对 X 线吸收越多，密度越低、厚度越小的组织结构对 X 线吸收越少，显影后可使 X 线影像上的黑白灰度对比发生变化（图 1-4）。例如，骨骼比身体其他组织密度更高，吸收的 X 射线量会更多，吸收后剩余更少的 X 射线到达胶片上，X 线片中感光少，银离子没有被还原，X 线片变白。正常组成膝关节的骨骼密度高，在影像上表现为高密度影（图 1-5）。

当组织发生病理改变时，原有密度和厚度将随之改变，达到一定程度即可使 X 线影像上的正常黑白灰度对比发生改变。以常见的胸部 X 线片为例，图 1-6A 是一个正常的胸片，正常的肺组织里面是含气体成分的，表现为图像中黑色区域。病变可使人体固有组织密度发生改变，图 1-6B 显示左肺出现肿块时，肿块的密度比空气的密度要高，在 X 线投照以后就被吸收得更多，到达接收板的 X 线就更少，在 X 线图像上呈现出一个高密度的肿块影。由此可见，通过 X 线片可以帮助临床医生发现人体内病变。需要注意的是，X 线片是影像重叠图像，是人体不同深度组织的信息叠加在一起的平面像，对病变的深度很难区分，且 X 线对软组织不敏感。

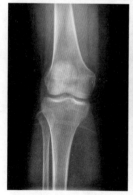
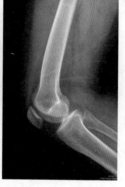

图 1-5　正常膝关节正位与侧位 X 线片

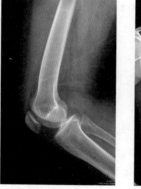
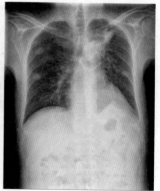

A. 正常肺部 X 线片　　　　B. 左侧肺部肿块 X 线片

图 1-6　肺部 X 线片

X 线成像用于临床疾病诊断已有百余年历史。尽管现代成像技术如超声、CT 等对疾病诊断显示出很大的优越性，但并不能完全取代 X 线检查。一些部位如乳腺，主要使用 X 线检查；对于胃肠道，X 线检查仍具有较高的应用价值；骨骼系统和胸部也多首选 X 线检查；但有些部位如中枢神经系统、肝、胆、胰和生殖系统等的疾病诊断，则主要依靠现代成像技术。

二、CT

CT 成像是 X 线成像技术的发展，它不同于一般的 X 线成像，它是通过 X 线束对人体层面进行扫描而取得信息，经计算机处理而获得的重建图像，显示的是断层解剖图像。X 线是一个重

叠的二维图像，CT 通过断层扫描呈现人体组织丰富且全面的信息，可清晰地显示解剖结构。

朗伯－比尔（Lambert-Beers）定律是 CT 成像的基础，它指在某一均匀介质中 X 线的衰减服从指数规律。X 线穿过人体组织或器官时，各个体素对 X 线的吸收存在差异。各个体素都有各自的 X 线吸收系数 μ，吸收系数 μ 是一个物理量，是 CT 影像中每个像素对应的物质对 X 线线性平均衰减量大小的表示。通过获取多个角度的 X 线投影信息，可以计算出每个体素的吸收系数，进而生成 CT 影像，这个过程称为重建。在实际应用中，体素的相对 X 线衰减度（该体素组织对 X 线的吸收系数）表现为相应像素的 CT 值。某种物质的 X 线吸收系数（$\mu_\text{物}$）与水的 X 线吸收系数（$\mu_\text{水}$）的相对比值，可由以下公式计算：

$$CT值 = \frac{\mu_\text{物} - \mu_\text{水}}{\mu_\text{水}} \times 1\,000（Hu）\qquad（式 1\text{-}1）$$

人体各组织结构不同，对 X 线的衰减各异，形成了不同的 CT 值，因此可以用不同的 CT 值来鉴别组织成分与性质。图 1-7A 为正常颅脑 CT 图像，颅骨的 CT 值约 970Hu，脑组织约 38Hu，脑脊液约 5Hu。其中，颅骨的组织密度最高，对 X 线的吸收系数也就越高，相应体素的相对 X 线的衰减度越大，CT 值也就越大，表现为图像中白色明亮区域；反之，脑脊液密度最低，CT 值也就越小，表现为图像中黑色区域。当脑实质出现异常高密度影时，测量该类圆形高密度影 CT 值约 80Hu，与血肿 CT 值相近，影像诊断为脑出血（图 1-7B）。由于 CT 扫描技术可清楚地显示断层解剖结构信息，因而对于病例中出血部位、出血量大小、是否破入脑室，以及血肿周围有无水肿带和占位效应等，均能提供丰富的诊断信息。

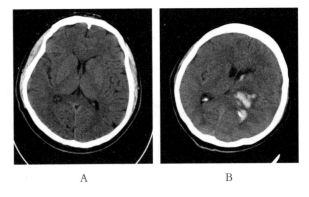

A   B

图 1-7 正常颅脑 CT 图像与脑出血 CT 表现

CT 成像的密度分辨力明显优于 X 线成像，可通过 CT 值量化物体的密度。CT 成像不仅可以获取断层图像，还可通过后处理显示三维重建的图像，从而显著扩大了人体的检查范围，提高了病变的检出率和诊断的准确率，大大促进了医学影像学的发展。由于这一贡献，CT 成像的发明者 Hounsfield 获得了 1979 年的诺贝尔生理学或医学奖。然而，由于 CT 检查仍然使用的是 X 线，且辐射剂量显著高于传统 X 线检查，所以 CT 检查在妇产科、儿科等领域中应用受限。

目前，CT 检查的应用范围几乎涵盖了全身各个系统，特别是对于中枢神经系统（头颈部）、呼吸系统、消化系统、泌尿系统、内分泌系统等病变的检出和诊断具有突出的优越性。对于心血管系统、生殖系统和骨骼肌肉系统病变，CT 检查亦具有较高的诊断价值。CT 检查能检出和诊断的疾病种类包括各种先天性发育异常、炎症性疾病、代谢异常病变、外伤性改变、退行性病变、良恶性肿瘤以及心血管疾病等。

三、MRI

MRI 是利用核磁共振的物理现象获取人体内部组织断面影像的成像技术。将人体置于均匀的外加磁场中，同时施加一定频率的射频信号（射频电磁场），改变人体含水组织中氢质子的磁化矢量方向；在停止射频脉冲后，使用特定线圈接收高能态的氢质子恢复基态时产生的弛豫信号，再将线圈所得的电信号经过处理并经计算机分析重建，即可得出人体某一层面的图像，即磁共振图像。

MRI 主要反映人体内所含氢核的空间分布差异，也称为质子密度加权像（proton density weighted image，PDWI）。由于 MRI 可以多模态成像，因此还可以获得反映不同能量交换过程参数的影像类型，如反映纵向弛豫时间的 T_1 加权影像（T_1 weighted image，T_1WI）、反映横向弛豫时间的 T_2 加权影像（T_2 weighted image，T_2WI）。由于弛豫时间是由物质本身决定的，不同组织具有固有的 T_1、T_2 时间，是磁共振用来成像的基础，而在不同疾病状态下，病变部位的 T_1、T_2 时间与正常组织不同，磁共振信号强度在图像上呈现灰度的差别。此外，MRI 还可以通过选择不同的扫描序列，获得弥散影像、血管影像、功能影像等特殊成像类型，为临床提供组织学、功能学、分子生物学水平的信息。

MRI 和 CT 都是断面解剖成像。但与 CT 相比，MRI 对软组织的对比度更高，发现病变更敏感，能非常清楚地显示脑灰质、脑白质、脑脊液，是 CT 检查的重要补充（图 1-8）。此外，MRI 信号含有较丰富的有关受检体生理、生化特性的信息，而 CT 只能提供密度测量值。最重要的是，MRI 没有电离辐射，目前尚未有 MRI 危害人体的报道。当然，与 CT 相比，MRI 的扫描速度较慢，因此不适合急诊患者的检查。需要注意的是，由于强磁场的缘故，植入金属的患者，特别是植入心脏起搏器的患者严禁进行 MRI 检查。

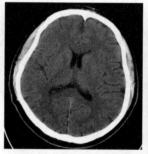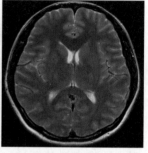

图 1-8　颅脑 CT 与 MRI 正常解剖图像

目前，MRI 检查以其多参数、多序列、多方位成像、软组织分辨力高且无 X 线辐射损伤等特点，以及能够进行 MR 水成像、MR 血管成像、MR 功能成像和 MR 波谱检查等独特优势，对发现疾病更敏感，具有其他辅助检查不可替代的价值。影像医生可从轴位 T_1、T_2 加权磁共振成像（多参数），冠状位 T_1 增强图像（多序列），T_1 加权成像矢状位（多方位）共同观察左侧侧脑室前角旁异常信号影（即病灶，图 1-9）。作为进阶的辅助检查手段，MRI 已广泛用于人体各系统和各部位疾病的检查和诊断，其中包括中枢神经系统（头颈部）、纵隔、心脏和大血管、消化系统、泌尿生殖系统、肾上腺、腹腔、腹膜后，以及骨关节和软组织的先天性异常、肿瘤和肿瘤样病变、炎性病变和外伤性改变。但是，MRI 检查也有一定的局限性，如对钙化灶检出不敏感，也不适于急性脑出血、急性蛛网膜下腔出血及急性脑外伤等急症的检查。

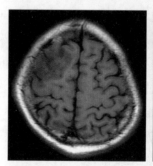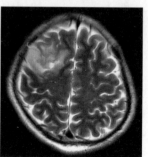

A. T_1 加权磁共振成像　　B. T_2 加权磁共振成像

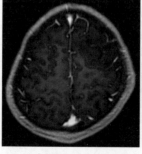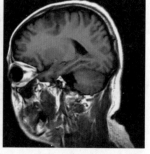

C. T_1 增强磁共振成像　　D. T_1 加权矢状位磁共振成像

图 1-9　MRI 多参数、多序列、多方位成像

第三节　医学影像智能分析及其应用

医学影像及病理学临床诊断主要是通过观察一组二维影像图像或显微镜下的病理切片图像以发现病变，往往依赖医生的临床诊断经验来判定，目前已无法满足日益增长的影像与病理诊断需求。同时，成像设备、影像质量及病理切片区域等因素可造成一些难以清楚观察和分析的疾病特征，需要使用图像处理方法来对影像进行一定的特征优化处理，使其在临床诊断中更加清晰和明确。通过计算机医学图像数值计算技术对二维切片图像进行分析和处理，则可以实现对人体器官、病变体、软组织的分割提取、三维重建、三维显示，提取出更高维度的图像信息，甚至可以帮助临床医生对病变体及其他感兴趣

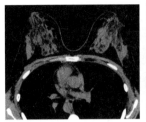 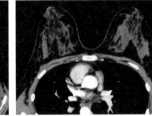

A. CT 平扫　　　　　　B. CT 增强动脉期

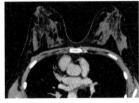 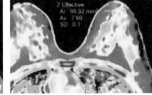

C. CT 增强静脉期　　　D. 有效原子序数彩阶图

图 1-10　有效原子序数彩阶图检出常规 CT 扫描图像为阴性的隐匿性乳腺病灶

区域进行定性和定量分析，极大地提高了疾病诊断的准确性和可靠性。如图 1-10 所示，患者因右侧乳头溢液半年就诊，通过胸部常规 CT 平扫（A）及不同时期的 CT 增强（B、C）扫描检查，未发现明确的异常病灶。而通过光谱 CT 多参数重建后，获取有效原子序数彩阶图（D），可以清晰地显示左乳内上象限的结节影，病变区域与周围组织存在色彩差异，进一步病理结果证实，该病灶为导管内乳头状瘤。

目前，医学图像数值计算主要集中表现在疾病的特征提取、统计诊断、相关分析及机器学习四个方面。随着计算影像学与数字病理学的发展，人工智能辅助影像与病理量化分析将复杂的病理数据转化为可挖掘的图像特征，在辅助并提高临床疾病诊断能力方面发挥着重要作用。在临床医学图像中，病灶的形状、边缘、密度、信号强度、回声、位置等特征，通常也需要根据不同的影像目标或研究问题来选择不同的特征提取方法，从而实现最优特征提取。最后，将这些特征与临床资料综合在一起推测可能代表的病理改变及病变性质，从而完成最后疾病的临床诊断。在本教材后文中，会讲述颜色特征、直方图特征、纹理特征、形状特征等信息，介绍 MATLAB 作为数字医学图像处理软件计算和分析医学图像的数值，帮助临床深入挖掘图像中潜在的高维信息，以便进一步使用各类分析方法对影像数据进行更加深入的分析。

通过提取医学图像信息，可以根据图像特征来诊断疾病。通常采用抽样研究的方法，即从某总体中随机抽取一个样本进行研究，并根据样本提供的信息推断总体的性质。统计推断包括两个重要内容：参数估计（parameter estimation）和假设检验（hypothesis testing）。使用参数估计来将部分相同疾病患者（样本统计量）的影像信息估计此类疾病（总体参数）的影像特征信息。使用假设检验来定性的比较某种疾病的影像特征（总体参数）之间有无差别或总体分布是否相同，以确定该疾病影像特征的可靠性。

医学中研究变量与变量间相互关联的程度是非常重要且有意义的。很多疾病研究会将各种疾病的医学影像特征信息与某种疾病的影响因素、行为量表、年龄、地区等相关联，以深入研究和

分析该疾病。对此，一般使用相关分析来研究两变量间的相关程度，以此来判断该因素对疾病造成的影响是正性或负性；对于研究多变量间的相互关系，使用回归分析来分析不同权重的各个预测变量对响应变量造成的影响，它是多变量分析的一个重要方法。例如，在儿童大脑发育期间脑白质变化的分析中，将年龄、性别、地区、营养状况等作为预测变量分析脑白质的改变情况。还有很多研究会根据预测变量推断响应变量，通过不同疾病的各种影像学特征构建回归模型，实现该疾病的自动诊断，但诊断效果与专业医生相比还具有很大差距。需要注意的是，诊断效果往往取决于特征选择、回归模型选择、所分析的图像质量等因素。通过对本书的学习，可对回归分析、医学图像处理等有更加深刻的认识和理解。

医学影像采用回归模型来进行疾病诊断的一个首要问题是需要专业的临床医生对疾病的特征进行挑选，工作量大且繁琐，对于大数据来说更是一件费力的事情。现在，使用机器学习技术分析和诊断影像是一个热门的研究方向，很多研究将大量某类疾病的影像图片发送至系统，并且不需要告知该疾病的具体特征，系统会使用对应算法寻找影像图片中该疾病的共性，通过大量的数据找到该疾病的共同点，数量越大，效果越好。但要注意过拟合的现象。以上过程可以称为训练。在训练结束后，会给系统一些健康人群和该类疾病患者的影像图片，使系统对混杂的影像图片自动辨别。机器学习相比回归分析最大的区别是系统能够通过训练影像数据自动分析出想要识别的疾病特征，不再需要专业医生提供和标记特征数据，可以大大提高准备率，降低工作量。在机器学习过程中，通过详细介绍各类机器学习算法、模型评估方法及各类示例讲解，可以使读者能够更加深刻地认识和掌握机器学习在医学图像领域中的应用；同时，机器学习作为一个重要的数据分析方法和工具，它的广泛性并不只是在医学影像分析领域中，在往后读者的不断深入学习研究中，可以逐步推广到自己感兴趣的研究领域中去使用，相比传统分析方法往往也会有意想不到的效果。

由于本书定位为初入医学图像领域的科研人员和本科生使用，将在以下的章节中详细讲述应用 MATLAB 软件进行医学图像的数值计算和分析，包括 MATLAB 基础知识、矩阵、编程基础、医学影像读取计算等基础概念和操作，方便读者使用 MATLAB 进行后续各章节的深入学习。

（张明　牛璇）

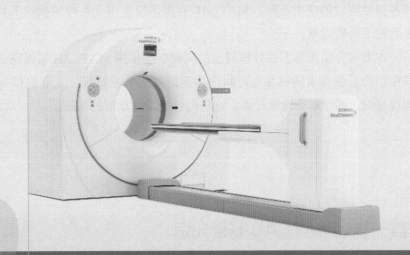

02

医学影像与
MATLAB

在数字医学图像处理当中，常用的处理工具有 MATLAB、Python 等。由于 MATLAB 在工科专业中应用广泛且有专门的图像处理工具包，用户使用学习极为方便，故在本书中采用 MATLAB 语言作为图像处理工具。

MATLAB 是 matrix 和 laboratory 两个词的组合，意为矩阵工厂（或矩阵实验室），其基本数据元素是矩阵。MATLAB 在图像处理、信号分析、机器学习、深度学习等领域被广泛应用。此外，MATLAB 内部函数是科研和工程计算中最新的数据处理与分析研究成果，是经过各种优化和容错处理后的应用实现。MATLAB 有很多被应用于各种领域的工具包，可视化程度极高，极大缩短了科研周期。

本章在介绍医学图像处理理论的同时，会使用 MATLAB 编程完成相应的处理，将理论与实践相结合，使读者能够在短时间内达到最好的学习效果。主要包括 MATLAB 基础知识、矩阵、编程基础、医学影像读取计算，这些内容是后续章节的基础。

（刘继欣）

第一节 MATLAB 基础知识

一、MATLAB 2021b 工作界面

MATLAB 2021b 工作界面形式简洁，主要由功能区、当前工作目录窗口、命令行窗口（command window）、工作区窗口（workspace）、命令历史记录窗口（command history）等组成（图 2-1）。

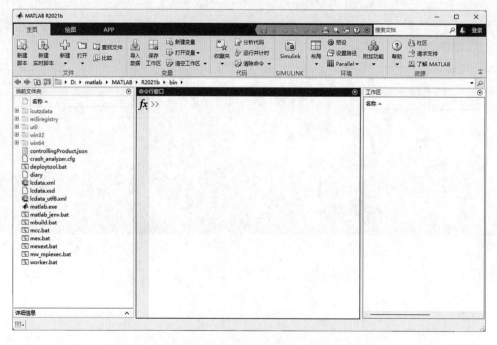

图 2-1 MATLAB 2021b 工作界面

类似于传统 Windows 应用程序的菜单栏形式，MATLAB 以功能区的形式显示各种常用的功能命令。所有的功能命令按类别被分别放置在三个选项卡中。

1．主页选项卡　在 MATLAB 主窗口中，主页选项卡栏中从左到右依次是"文件""变量""代码""SIMULINK""环境""资源"六个功能区（图 2-2）。

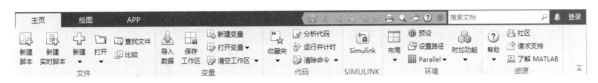

图 2-2　主页选项卡

对应图 2-2，各功能区的主要命令介绍如下。

（1）"新建脚本"：创建空白脚本文件。

（2）"新建实时脚本"：MATLAB 实时编辑器提供的以一种全新方式创建、编辑和运行的 MATLAB 代码。用户可在一个称为"实时编辑器"的交互环境中进行编辑。

（3）"新建"（new）：创建新文档，用于建立新的 .m 文件、图形、模型和图形用户界面等。

（4）"打开"（open）：用于打开 .m 、.mat 、.mal 等文件。

（5）"查找文件"：基于名称或内容搜索文件。

（6）"比较"：比较两个文件内容。

（7）"导入数据"：用于从其他文件中导入数据。

（8）"保存工作区"：选择路径，将工作区数据保存到所选路径的文件中。

（9）"新建变量"：创建并打开变量进行编辑。

（10）"打开变量"：打开工作区变量进行编辑。

（11）"清空工作区"：清除工作区内容。

（12）"分析代码"：分析当前文件夹代码，查找低效率代码和潜在错误。

（13）"运行并计时"：运行代码，测量运行时间，以改善性能。

（14）"布局"：调整桌面布局形式。

（15）"预设"：对 MATLAB 的工作环境进行个性化设置。

（16）"帮助文档"：查看所需的帮助文档，学会利用帮助文档对于 MATLAB 学习会特别方便。

2．绘图选项卡　绘制数据图形。单击右侧的下拉按钮（图 2-3），从中可以选择不同的绘制命令。

由于篇幅原因，本书只对主要功能按钮进行介绍，对于其他功能命令，用户可以通过悬停按钮显示的注释理解，在应用中逐步学习并掌握 MATLAB 的各种功能。

3．当前工作目录窗口　在当前工作目录窗口中（图 2-4），用户可以显示或修改当前工作目录，也可以查看当前工作目录下的文件。在图 2-4 中，D:\Program Files\MATLAB\R2021b\bin 是当前的工作目录，当前文件夹显示该工作目录下的文件。

4．命令行窗口　是 MATLAB 最重要的窗口之一。用户的各种指令、函数、表达式都可以在命令行窗口完成。注意命令行窗口必须在英文状态下输入，否则会出现报错信息（图 2-5）。

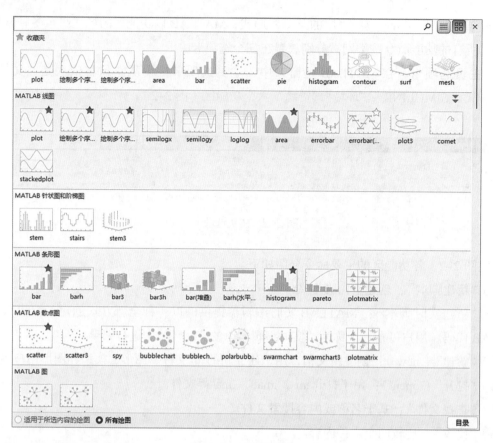

图 2-3 绘图选项卡

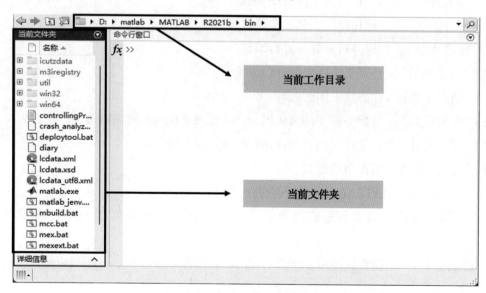

图 2-4 当前工作目录窗口

命令行窗口

```
>> a= 'sub1'
 a= 'sub1'
   ↑
错误: 文本字符无效。请检查不受支持的符号、不可见的字符或非 ASCII 字符的粘贴。

fx >> |
```

图 2-5 命令行窗口

命令行窗口中的">>"是命令提示符,表示 MATLAB 处于准备状态,等待用户输入命令。在">>"后输入命令,并按"Enter"键确认后,MATLAB 会执行该命令,并在命令行窗口中显示结果。如果不想显示结果,可以在输入的命令后添加";"(图 2-6)。

```
命令行窗口                                              ●
>> a='sub1';
>> b='sub2'

b =

    'sub2'

fx >>
```

图 2-6 用";"取消结果显示

二、MATLAB 数据类型

MATLAB 数据类型主要包括整型、浮点型、字符和字符串、元胞数组、结构体数组等。与其他编程语言不同,MATLAB 不需要提前对变量进行声明或者预设,因为它在对变量进行赋值过程中会自动依据赋予变量的值识别变量类型。在赋值过程中,如果变量已经存在,则MATLAB 会自动用新值取代旧值,同时新值的类型替代旧值的类型。MATLAB 中的变量命名有一些规则,如必须以字母开头,用字母的大小写区分变量名,只有在 31 个字符长度内的字符是有效的,超过 31 个字符长度外的其他字符会被忽视。下面简要介绍 MATLAB 中常见的数据类型。

1. 整型 MATLAB 中的整型数据分为有符号数和无符号数,只能用来表示整数,以二进制形式存储,它们的位数决定显示数值的范围(表 2-1)。如 int8,表示有符号 8 位整型数据,可以显示的数值范围为 $-2^7 \sim (2^7-1)$,即 $-128 \sim 127$;uint8,表示无符号 8 位整型数据,可以显示的数值范围为 $0 \sim (2^8-1)$,即 $0 \sim 255$。

表 2-1 MATLAB 中的整数类型

整数类型	数值范围
有符号 8 位(int8)	$-2^7 \sim (2^7-1)$
无符号 8 位(uint8)	$0 \sim (2^8-1)$
有符号 16 位(int16)	$-2^{15} \sim (2^{15}-1)$
无符号 16 位(uint16)	$0 \sim (2^{16}-1)$
有符号 32 位(int32)	$-2^{31} \sim (2^{31}-1)$
无符号 32 位(uint32)	$0 \sim (2^{32}-1)$
有符号 64 位(int64)	$-2^{63} \sim (2^{63}-1)$
无符号 64 位(uint64)	$0 \sim (2^{64}-1)$

2．浮点型　MATLAB 中的浮点型数据分为单精度浮点数（single）和双精度浮点数（double），可以用来表示带小数的实数，以十进制形式存储。单精度浮点数和双精度精度浮点数所占用的存储空间和显示的数值范围不同（表 2-2）。整型和浮点型数据都属于数值型数据，MATLAB 中默认的数值类型为双精度浮点数据。

表 2-2　MATLAB 中的浮点数类型

浮点类型	存储空间	数值范围
单精度（single）	4 字节	$-3.402\ 82 \times 10^{38} \sim 3.402\ 82 \times 10^{38}$
双精度（double）	8 字节	$-1.797\ 69 \times 10^{308} \sim 1.797\ 69 \times 10^{308}$

在 MATLAB 中，浮点型数据有两种表示形式：一种是十进制数形式，如 15.04、-98.257；一种是使用阶码标志"e"或"E"进行辅助标记的指数形式，如 4.2×10^3、0.8×10^{-2}，其中 4.2E3 表示 4.2×10^3，0.8e-2 表示 0.8×10^{-2}。

3．字符和字符串　MATLAB 中的文本数据以字符数组（char）或字符串数组（string）形式存储。字符数组是字符的序列，可以通过单引号创建，例如 a = 'sub001'。字符串数组是文本片段的容器，可以通过双引号创建，例如 b = "sub001"。

```
>> a = 'sub001'
a =
    'sub001'
>> b = string(a)    % 等同于 b = "sub001"
b =
    "sub001"
```

4．元胞数组　元胞数组是 MATLAB 中一种特殊的数据类型，由元胞组成。每个元胞可以看作一个单元，可以存放各种类型的数据，如整型数据、浮点型数据、字符串等，并且索引时必须用 {}。

```
>> E{1,1} = 1;　E{1,2} = ' 我是 '
E =
    1 × 2 cell 数组
{[1]}　{' 我是 '}
```

5．结构体数组　结构体数组是使用名为字段的数据容器将相关数据组合在一起的数据类型。每个字段都可以包含任意类型或任意大小的数据。结构体的构建有两种方式：①使用圆点表示法创建；②使用 MATLAB 函数 struct 创建。

MATLAB 程序分别如下。

（1）在该程序中，data 为结构体名，圆点后的 i、j、k 为字段名。

```
>> data.i = 100;
>> data.j = data.i*2-50;
>> data.k = 'j = i*2-50';
>> data
data =
    包含以下字段的 struct:
      i: 100
      j: 150
      k: 'j = i*2-50'
```

（2）在该程序中，data 为结构体名，i、j、k 为字段名，字段名后为对应字段的值。

```
>> data = struct('i', 100, 'j', 150, 'k', 'j = 2*i-50')
data =
    包含以下字段的 struct:
      i: 100
      j: 150
      k: 'j = 2*i-50'
```

三、MATLAB 常见的指令与特殊符号

在 MATLAB 中，有一些常用命令，熟练掌握它们可以让编程事半功倍（表 2-3）。

表 2-3　MATLAB 中常用的操作命令

命令	功能	命令	功能
clear	清空工作区	save	保存变量至指定文件
clc	清空命令行	load	加载指定文件的变量
cd	显示当前目录或切换目录	hold	添加新绘图时保留当前绘图
clf	清空图形窗口	pack	整理内存碎片
diary	开启或关闭日志文件	path	显示搜索目录
dir	显示当前目录下文件	quit	退出 MATLAB
disp	显示变量或文本内容	echo	脚本或函数执行时显示语句

用户可以在命令行窗口运行 help 命令以查看它们的具体用法，例如：

```
>> help clear
clear - 从工作区中删除项目、释放系统内存
   此 MATLAB 函数从当前工作区中删除所有变量，并将它们从系统内存中释放。
```

```
clear
clear name1 ... nameN
clear -regexp expr1 ... exprN
clear ItemType
See also clc, clearvars, delete, import, inmem, load, mlock, whos
clear 的文档
```

单击 MATLAB 工作界面右上角的"❓"标志，可打开帮助浏览器，用户可以在帮助浏览器中得到更多帮助（图 2-7）。

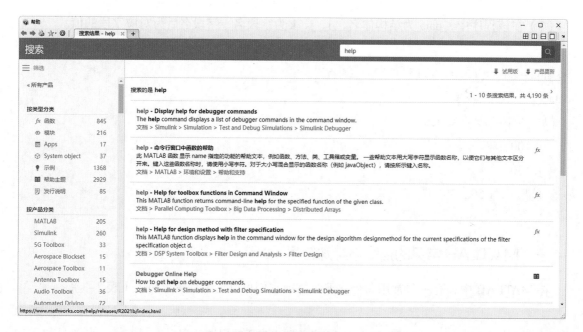

图 2-7 帮助文档

此外，在 MATLAB 中，一些标点符号有着特殊用途，例如，用"="进行赋值，用"[]"进行矩阵定义等（表 2-4）。注意，这些标点符号都是在英文状态下输入的。

表 2-4 MATLAB 中常用的标点符号

标点	定义	标点	定义
=	等号：赋值标记	.	小数点及域访问符
;	分号：取消运行显示及区分行	...	续行号
,	逗号：参数分隔符及区分列	%	百分号：注释标记
()	圆括号：指定运算过程的优先顺序	:	冒号：具备多种功能
[]	方括号：定义矩阵	'	单引号：定义字符数组
{}	花括号：定义元胞数组	"	双引号：定义字符串数组

（王晨曦　黎广宇）

第二节　MATLAB 矩阵

一、矩阵定义

矩阵是由 $m \times n$ 个数 $a_{ij}(i = 1, 2, \cdots, m; j = 1, 2, \cdots, n)$ 排列成的 m 行 n 列数表，可记为

$$A = \begin{pmatrix} a_{11} & a_{12} & \cdots & a_{1n} \\ a_{21} & a_{22} & \cdots & a_{2n} \\ \vdots & \vdots & \ddots & \vdots \\ a_{m1} & a_{m2} & \cdots & a_{mn} \end{pmatrix}$$

也可以记为 $A_{m \times n}$，称为 $m \times n$ 矩阵。其中 i 表示行数，j 表示列数。矩阵是 MATLAB 中数据操作的基本单位。

二、矩阵创建

在 MATLAB 中，可以通过在方括号内输入矩阵元素的方式直接创建矩阵。以这种方式创建矩阵时，同行的元素应使用逗号或者空格间隔开，不同行的元素应使用分号间隔开。

例 2-1　创建含有 4 个元素的 2×2 矩阵，MATLAB 程序如下：

```
>> A = [1, 2; 3, 4]
ans =
    1    2
    3    4
```

MATLAB 提供了一系列构建特殊矩阵的指令，表 2-5 对相应的矩阵构建指令及其定义进行了简要介绍。

表 2-5　特殊矩阵构建指令

指令	定义
$\mathrm{eye}(m)$	创建一个 $m \times m$ 的单位矩阵
$\mathrm{eye}(m, n)$	创建一个 $m \times n$ 的单位矩阵
$\mathrm{zeros}(m)$	创建一个 $m \times m$ 的全零矩阵
$\mathrm{zeros}(m, n)$	创建一个 $m \times n$ 的全零矩阵
$\mathrm{ones}(m)$	创建一个 $m \times m$ 的全 1 矩阵
$\mathrm{ones}(m, n)$	创建一个 $m \times n$ 的全 1 矩阵
$\mathrm{rand}(m)$	在 $[0, 1]$ 区间内创建一个 $m \times m$ 均匀分布的随机矩阵
$\mathrm{rand}(m, n)$	在 $[0, 1]$ 区间内创建一个 $m \times n$ 均匀分布的随机矩阵
$\mathrm{diag}(m)$	创建一个以向量 m 中的元素为对角的对角阵

例 2-2　生成特殊矩阵 MATLAB 程序如下：

（1）生成 2×2 的单位矩阵。

```
>> eye (2, 2)
ans =
    1    0
    0    1
```

（2）生成 2×2 的全零矩阵。

```
>> zeros (2, 2)
ans =
    0    0
    0    0
```

（3）生成 2×2 的全 1 矩阵。

```
>> ones (2, 2)
ans =
    1    1
    1    1
```

（4）在 [0,1] 区间内生成一个 2×2 均匀分布的随机矩阵。

```
>> rand (2, 2)
ans =
    0.6324    0.2785
    0.0975    0.5469
```

（5）在生成 1×2 的向量 m 后，生成使用向量 m 中的元素作为对角的对角阵。

```
>> m = [1,2] ;
>> diag (m)
ans =
    1    0
    0    2
```

三、矩阵运算

MATLAB 中的运算按优先级排序依次为算术运算、关系运算、逻辑运算。

1. **算术运算** 主要包括加减乘除、幂运算及转置。下面将借助表 2-6 中的符号对算术运算进行简要介绍。

表 2-6 MATLAB 的算术运算符

运算符	定义
+	算术加
−	算术减
*	算术乘
.*	点乘
\	算术左除
.\	点左除
/	算术右除
./	点右除
^	算术乘方
.^	点乘方
'	矩阵转置，矩阵为复数时，求矩阵的共轭转置
'	矩阵转置，矩阵为复数时，不求矩阵的共轭

（1）矩阵加法：规定为矩阵间的对应元素相加，此时要求矩阵具有同等维度。以矩阵 $A = \begin{bmatrix} a_{ij} \end{bmatrix}_{m \times n}$ 与矩阵 $B = \begin{bmatrix} b_{ij} \end{bmatrix}_{m \times n}$ 相加为例：

$$A + B = \begin{bmatrix} a_{11} & a_{12} & \cdots & a_{1n} \\ a_{21} & a_{22} & \cdots & a_{2n} \\ \vdots & \vdots & \ddots & \vdots \\ a_{m1} & a_{m2} & \cdots & a_{mn} \end{bmatrix} + \begin{bmatrix} b_{11} & b_{12} & \cdots & b_{1n} \\ b_{21} & b_{22} & \cdots & b_{2n} \\ \vdots & \vdots & \ddots & \vdots \\ b_{m1} & b_{m2} & \cdots & b_{mn} \end{bmatrix} = \begin{bmatrix} a_{11}+b_{11} & a_{12}+b_{12} & \cdots & a_{1n}+b_{1n} \\ a_{21}+b_{21} & a_{22}+b_{22} & \cdots & a_{2n}+b_{2n} \\ \vdots & \vdots & \ddots & \vdots \\ a_{m1}+b_{m1} & a_{m2}+b_{m2} & \cdots & a_{mn}+b_{mn} \end{bmatrix}$$

（2）矩阵乘法：包括数乘、矩阵相乘与矩阵点乘三种。

数乘为数与矩阵相乘，规定其乘积为数与矩阵中的每一个元素相乘，以数 λ 与矩阵 $A = \begin{bmatrix} a_{ij} \end{bmatrix}_{m \times n}$ 相乘为例：

$$\lambda A = \lambda \begin{bmatrix} a_{11} & a_{12} & \cdots & a_{1n} \\ a_{21} & a_{22} & \cdots & a_{2n} \\ \vdots & \vdots & \ddots & \vdots \\ a_{m1} & a_{m2} & \cdots & a_{mn} \end{bmatrix} = \begin{bmatrix} \lambda a_{11} & \lambda a_{12} & \cdots & \lambda a_{1n} \\ \lambda a_{21} & \lambda a_{22} & \cdots & \lambda a_{2n} \\ \vdots & \vdots & \ddots & \vdots \\ \lambda a_{m1} & \lambda a_{m2} & \cdots & \lambda a_{mn} \end{bmatrix}$$

矩阵相乘，以矩阵 $A = \begin{bmatrix} a_{ij} \end{bmatrix}_{m \times s}$ 与矩阵 $B = \begin{bmatrix} b_{ij} \end{bmatrix}_{s \times n}$ 相乘为例：规定乘积矩阵中的第 i 行第 j 列元素为 A 矩阵第 i 行元素与 B 矩阵第 j 列对应元素相乘再求和的结果。此时要求 A 矩阵的列数等于 B 矩阵的行数，乘积矩阵的维度为 A 矩阵的行数 $\times B$ 矩阵的列数。

$$AB = \begin{bmatrix} a_{11} & a_{12} & \cdots & a_{1s} \\ a_{21} & a_{22} & \cdots & a_{2s} \\ \vdots & \vdots & \ddots & \vdots \\ a_{m1} & a_{m2} & \cdots & a_{ms} \end{bmatrix} \begin{bmatrix} b_{11} & b_{12} & \cdots & b_{1n} \\ b_{21} & b_{22} & \cdots & b_{2n} \\ \vdots & \vdots & \ddots & \vdots \\ b_{s1} & b_{s2} & \cdots & b_{sn} \end{bmatrix} = \begin{bmatrix} \sum_{k=1}^{s} a_{1k}b_{k1} & \sum_{k=1}^{s} a_{1k}b_{k2} & \cdots & \sum_{k=1}^{s} a_{1k}b_{kn} \\ \sum_{k=1}^{s} a_{2k}b_{k1} & \sum_{k=1}^{s} a_{2k}b_{k2} & \cdots & \sum_{k=1}^{s} a_{2k}b_{kn} \\ \vdots & \vdots & \ddots & \vdots \\ \sum_{k=1}^{s} a_{mk}b_{k1} & \sum_{k=1}^{s} a_{mk}b_{k2} & \cdots & \sum_{k=1}^{s} a_{mk}b_{kn} \end{bmatrix}$$

矩阵点乘与矩阵加减法的计算方式相同，规定为矩阵间的对应元素相乘，与矩阵加减法一样，此时要求矩阵具有相同的维度。以矩阵 $A = \begin{bmatrix} a_{ij} \end{bmatrix}_{m \times n}$ 与矩阵 $B = \begin{bmatrix} b_{ij} \end{bmatrix}_{m \times n}$ 点乘为例：

$$A.*B = \begin{bmatrix} a_{11} & a_{12} & \cdots & a_{1n} \\ a_{21} & a_{22} & \cdots & a_{2n} \\ \vdots & \vdots & \ddots & \vdots \\ a_{m1} & a_{m2} & \cdots & a_{mn} \end{bmatrix} * \begin{bmatrix} b_{11} & b_{12} & \cdots & b_{1n} \\ b_{21} & b_{22} & \cdots & b_{2n} \\ \vdots & \vdots & \ddots & \vdots \\ b_{m1} & b_{m2} & \cdots & b_{mn} \end{bmatrix} = \begin{bmatrix} a_{11}b_{11} & a_{12}b_{12} & \cdots & a_{1n}b_{1n} \\ a_{21}b_{21} & a_{22}b_{22} & \cdots & a_{2n}b_{2n} \\ \vdots & \vdots & \ddots & \vdots \\ a_{m1}b_{m1} & a_{m2}b_{m2} & \cdots & a_{mn}b_{mn} \end{bmatrix}$$

（3）矩阵除法：包括矩阵相除与矩阵点除两种。

矩阵除法是矩阵的重要运算，在实际使用过程中有一些常用准则：若矩阵 A 与矩阵 B 的乘积为单位矩阵 E，则称矩阵 A、B 互逆。任何矩阵与单位矩阵相乘都为原矩阵。由于矩阵相乘的特殊性，矩阵 AB 与 BA 通常并不相等，除法也一样，因而除法拥有左除与右除两种形式。左除中分母在左边，右除中分母在右边。

对于线性方程组 $DX = B$，如果 D 存在可逆矩阵 $\text{inv}(D)$，则其解为 $X = \text{inv}(D)B = D \backslash B$；若线性方程组表示为 $XD = B$，如果 D 存在可逆矩阵 $\text{inv}(D)$，则其解为 $X = B\text{inv}(D) = B / D$。

矩阵点除规定为矩阵中的对应元素相除，点左除中分母在左边，点右除中分母在右边。以矩阵 $A = \begin{bmatrix} a_{ij} \end{bmatrix}_{m \times n}$ 与矩阵 $B = \begin{bmatrix} b_{ij} \end{bmatrix}_{m \times n}$ 点右除为例：

$$A./B = \begin{bmatrix} a_{11} & a_{12} & \cdots & a_{1n} \\ a_{21} & a_{22} & \cdots & a_{2n} \\ \vdots & \vdots & \ddots & \vdots \\ a_{m1} & a_{m2} & \cdots & a_{mn} \end{bmatrix} ./ \begin{bmatrix} b_{11} & b_{12} & \cdots & b_{1n} \\ b_{21} & b_{22} & \cdots & b_{2n} \\ \vdots & \vdots & \ddots & \vdots \\ b_{m1} & b_{m2} & \cdots & b_{mn} \end{bmatrix} = \begin{bmatrix} \dfrac{a_{11}}{b_{11}} & \dfrac{a_{12}}{b_{12}} & \cdots & \dfrac{a_{1n}}{b_{1n}} \\ \dfrac{a_{21}}{b_{21}} & \dfrac{a_{22}}{b_{22}} & \cdots & \dfrac{a_{2n}}{b_{2n}} \\ \vdots & \vdots & \ddots & \vdots \\ \dfrac{a_{m1}}{b_{m1}} & \dfrac{a_{m2}}{b_{m2}} & \cdots & \dfrac{a_{mn}}{b_{mn}} \end{bmatrix}$$

（4）矩阵幂运算：分为矩阵幂运算与矩阵点幂运算两种。矩阵幂运算即多个矩阵相乘，计算规则依照矩阵乘法进行，此处不再进行过多阐述。矩阵点幂运算为分别对矩阵中的每一个元素进行乘方运算。以对矩阵 $A = \begin{bmatrix} a_{ij} \end{bmatrix}_{m \times n}$ 进行点幂运算为例：

$$A.^n = \begin{bmatrix} a_{11}{}^n & a_{21}{}^n & \dots & a_{m1}{}^n \\ a_{12}{}^n & a_{22}{}^n & \dots & a_{m2}{}^n \\ \vdots & \vdots & \ddots & \vdots \\ a_{1n}{}^n & a_{2n}{}^n & \dots & a_{mn}{}^n \end{bmatrix}$$

（5）矩阵转置：为矩阵的行列元素互换。以对矩阵 $A = \begin{bmatrix} a_{ij} \end{bmatrix}_{m \times n}$ 进行转置为例：

$$A' = \begin{bmatrix} a_{11} & a_{21} & \dots & a_{m1} \\ a_{12} & a_{22} & \dots & a_{m2} \\ \vdots & \vdots & \ddots & \vdots \\ a_{1n} & a_{2n} & \dots & a_{mn} \end{bmatrix}$$

2．关系运算　被用来比较两种表达式，比较结果为由 0、1 两种数值组成的矩阵。1 表示两者满足该关系，0 表示两者不满足该关系。MATLAB 中常用的关系运算符如表 2-7 所示。

表 2-7　MATLAB 的关系运算符

运算符	定义
==	等于
~=	不等于
<	小于
<=	小于等于
>	大于
>=	大于等于

3．逻辑运算　被用来进行逻辑判断。在进行逻辑判断时，零为假，其余非零数值均为真。在逻辑判断结果中，判断为假会输出 0，判断为真则会输出为 1。在逻辑运算符中也有优先级顺序，优先级最高的为"非"，其次是具有同等优先级的"与"和"或"。MATLAB 中常用的逻辑运算符见表 2-8。

表 2-8　MATLAB 中的逻辑运算符

运算符	定义
&	逻辑与，两个操作数同时为 1，结果为 1，否则为 0
|	逻辑或，两个操作数同时为 0，结果为 0，否则为 1
~	逻辑非，当操作数为 1 时，结果为 0，否则为 1
xor	逻辑异或，两个操作数为 0 时，结果为 1，否则为 0
Any	数组中有非零元素时为 1，否则为 0
all	数组中有零元素时为 0，否则为 1

例 2-3　矩阵 *A* 和 *B* 进行部分基本运算，MATLAB 程序如下：

```
>> A = [1, 2; 3, 4]
A =
    1    2
    3    4
>> B = [5, 6; 7, 8]
B =
    5    6
    7    8
>> A + B
ans =
    6    8
   10   12
>> A * B
ans =
   19   22
   43   50
>> A.* B
ans =
    5   12
   21   32
>> A / B
ans =
    3.0000   -2.0000
    2.0000   -1.0000
>> A \ B
ans =
   -3   -4
    4    5
>> A'
ans =
    1    3
    2    4
>> A == B
ans =
  2×2 logical 数组
```

```
    0    0
    0    0
```

四、矩阵索引

在 MATLAB 中，可以通过索引访问矩阵元素，并允许以多种方式进行索引。由于篇幅限制，这里仅介绍两种常用的索引方式，即下标索引和线性索引。

1．**下标索引**　通过指定元素在各个维度中的位置进行索引。在二维矩阵中，就是通过指定元素的行、列序号进行索引。通过下标索引访问二维矩阵 A 中的单个元素时，必须同时指定该元素所在的行号和列号，索引格式为 $A(m,n)$，其中 m 和 n 分别代表行号和列号。在常见的编程语言 C 与 Python 中，下标从 0 开始，MATLAB 则与之不同，下标从 1 开始。例如，$A(3,4)$ 就表示矩阵 A 第 3 行、第 4 列上的元素。

例 2-4　创建一个 2×2 的矩阵 A，并访问该矩阵第一行第二列上的元素。MATLAB 程序如下：

```
>> A = [1, 2; 3, 4]
A =
     1     2
     3     4
>> A (1, 2)
ans =
     2
```

2．**线性索引**　通过指定元素的序号进行索引。索引格式为 $A(k)$，其中 k 表示矩阵元素的序号。矩阵元素的序号对应其在内存中的排列顺序。在 MATLAB 中，矩阵按列存储，将向量 $a = [1,2,3,4,5,6,7,8,9,10,11,12]$ 排列为 3×4 的矩阵 A，$A(8)$ 对应矩阵 A 第 2 行第 3 列的元素。

$$A = \begin{bmatrix} 1 & 4 & 7 & 10 \\ 2 & 5 & 8 & 11 \\ 3 & 6 & 9 & 12 \end{bmatrix}$$

矩阵序号和下标一一对应。以 $m \times n$ 矩阵 A 为例，矩阵元素 $A(i,j)$ 的序号为 $(j-1) * m + i$。MATLAB 中存在 ind2sub 和 sub2ind 这对互逆函数，前者将矩阵的线性索引转换成指定矩阵尺寸下对应的行列下标，后者将矩阵中对应的下标转换成线性索引。

例 2-5　创建一个 2×2 的矩阵 A，验证该矩阵第一行第二列的元素与 2 号索引的对应关系。MATLAB 程序如下：

```
>> A = [1, 2; 3, 4]
A =
```

```
       1       2
       3       4
>> sub2ind(size(A),2,1)
ans =
       2
>> [i, j] = ind2sub(size(A),3)
i =
       1
j =
       2
```

不仅可以通过索引访问矩阵中的单个元素，也可以是某一行、某一列或其中的部分元素，或是矩阵中的某一块区域。进行数值计算时，使用冒号可以从矩阵中提取数值。如果冒号用在代表行或列的序号位置，则表示所有行或所有列（表2-9）。

表2-9　冒号在索引中的用法

符号	定义
$A(m,:)$	索引矩阵 A 的第 m 行
$A(:,n)$	索引矩阵 A 的第 n 列
$A(i:j,u:v)$	索引矩阵 A 从第 i 行到第 j 行、从第 u 列到第 v 列的区域

例2-6　创建一个 2×3 的矩阵 A 并索引该矩阵从第1行到第2行、从第1列到第2列的区域，MATLAB 程序如下：

```
>> A = [1, 2, 3; 4, 5, 6]
A =
       1       2       3
       4       5       6
>> B = A (1:2, 1:2)
B =
       1       2
       4       5
```

（冯心悦）

第三节　MATLAB 编程基础

一、控制语句

一般来说，程序结构一般有三种，分别是顺序结构、选择结构及循环结构。顺序结构就是按照输入的顺序依次执行命令；选择结构会根据不同的逻辑条件进行选择，满足条件时才执行对应的命令；循环结构会根据逻辑表达式的值重复执行一组命令，这组命令被称为循环体。本节重点介绍选择结构及循环结构。

1. 选择结构　也可称为分支结构，可根据表达式的值选择性的执行某些命令，最常用的是 if 结构。

在简单的 if – end 语句中，如果表达式的值判断为 true，执行 if 后的执行语句，否则直接执行 end 结束选择结构。

```
if 表达式
    执行语句
end
```

如果 if 的对立面也有语句想要执行，那选择 if – else – end 语句。如果表达式的值判断为 true，执行 if 后的语句 1，否则执行语句 2，最后执行 end 结束选择结构。

```
if 表达式 1
    执行语句 1
else
    执行语句 2
end
```

如果条件可能的结果超过两种，为了避免执行顺序出现混淆，可选择 if – elseif – else – end 语句。该语句从表达式 1 开始判断，表达式 1 为 false，再判断表达式 2，若表达式 2 为 true，则执行语句 2，否则继续向后判断表达式。

```
if 表达式 1
    执行语句 1
elseif 表达式 2
    执行语句 2
elseif 表达式 3
    执行语句 3
…
else
```

```
    执行语句 n
end
```

例 2-7　用 if 结构编写分段函数 $f(x) = \begin{cases} x+2, x>0 \\ 0, x=0 \\ x^2+2, x<0 \end{cases}$ 程序的判断部分。MATLAB 程序如下：

```
if x > 0
    result = x+2;
elseif x = = 0
    result = 0;
else
    result = x*x+2;
end
```

2. 循环结构　for 循环及 while 循环最为常用，两种循环结构的一般形式如下所示。

在循环次数已知的情况下，多用 for 循环。在 for 循环中，第一行用来标识索引。循环体每执行一次，索引值便变一次，待取完所有的索引值，程序执行最后的循环结束命令 end，循环结束。

```
for 变量 = 表达式
    循环体语句 1；
    循环体语句 2；
    ...
    循环体语句 n；
end
```

例 2-8　使用 for 循环求 1～100 的和，MATLAB 程序如下：

```
sum = 0;
for i = 1:1:100
    sum = sum + i;
end
sum
```

运行该程序，结果为：

```
sum =
    5050
```

在某一语句条件下终止循环时，多用 while 循环。在 while 循环中，第一行用来标识条件，只有在条件表达式结果为 true 时，才会不断执行循环体，否则执行最后的循环结束命令 end。

```
while 条件表达式
    循环体语句 1;
    循环体语句 2;
    ...
    循环体语句 n;
end
```

例 2-9 使用 while 循环求 1~100 的和，MATLAB 程序如下：

```
sum = 0;
i = 1;
while i < 101
    sum = sum + i;
    i = i + 1;
end
sum
```

运行该程序，结果为：

```
sum =
    5050
```

二、M 文件

前面介绍了在命令行窗口中逐行输入指令并运行代码的流程。但当输入的指令较多、命令较为繁琐时，在命令行窗口中输入指令便无法满足用户的需求。MATLAB 为此提供了一个文本文件编辑器，用户可以创建 M 文件，写入所有指令。M 文件的扩展名为 .m。M 文件有脚本文件和函数文件两种形式，两者的区别在于：函数文件一般是为了满足某种需求而创立的，基本带有参数与返回值，其中的变量仅在函数的运行期间有效，运行完毕后便会被系统清除；而脚本文件一般不需要参数与返回值，且变量在运行期结束后依旧有效，直到使用 clear 命令将其清除。

用户创建新脚本文件的方式有三种：①在命令行窗口运行快捷指令 edit；②在 MATLAB 主页中单击新建脚本图标；③在点击新建后选择脚本选项。打开脚本文件编辑器即可输入指令。脚本文件是一系列命令的集合，只需要在命令行窗口输入脚本文件的文件名，即可执行这些命令。在脚本文件运行过程中，可以访问工作区中的所有变量，产生的变量也都是全局变量，始终存在于工作区，只有使用 clear 命令才能清除这些变量。一般约定文件第 1、2 行为声明行，用以说明脚本的功能及其他需要注意的信息。

　　用户可以通过点击新建后选择函数选项建立新函数文件。函数文件第 1 行为"函数定义行"，以关键字 function 开始，说明函数名、函数的输入参数及输出参数。一般约定函数文件的第 2、3 行为"声明行"，说明函数的功能及其他需要注意的信息。与脚本文件不同，函数文件在运行过程中产生的均是局部变量，运行结束便会被清除。保存 M 文件时，直接单击保存选项图标即可进入保存页面，将定义好的函数保存为同函数名的 M 文件，放置在当前路径下。调用函数时，需要知道函数的功能、输入参数及输出参数。函数调用的一般格式为［输出参数表］= 函数名（输入参数表）。

　　例 2-10　现有一个 4×4 大小的矩阵 ***data***，求 ***data*** 中最大的元素。

```
%% 读取矩阵 data
load("data.mat");
% 显示 data
data
% 求矩阵元素个数
num = 4*4;
Max = data(1);
for i = 2:num
    % 使用矩阵索引访问 data 中第 i 个元素
    temp = data(i);
    % 如果第 i 个元素的值大于最大值，令最大值变为第 i 个元素的值
    if temp > Max
        Max = temp;
    end
end
% 查看 Max
Max
```

　　运行结果显示：

```
data =
    43    66    68    66
    92     4    76    18
    80    85    75    71
    96    94    40     4
Max =
96
```

例 2-11　编写函数实现求 m×n 矩阵中最大的元素。

```
function Max = matrix _max(A, m, n)
  %A 为输入矩阵
  % m, n 分别为矩阵的行数和列数
  % matrix_max 为函数名
  % max 为返回的矩阵最大值
  % 矩阵元素个数
  num = m*n;
  Max = A(1);
  for i = 2:num
    temp = A(i);
    if temp > Max
      Max = temp;
    end
  end
end
在脚本中调用函数 matrix _max
% 读取矩阵 data
load("data.mat");
% 显示矩阵 data
data
% 使用函数 matrix_max 求矩阵最大值
max = matrix_max(data, 4, 4)
```

运行结果显示：

```
data =
    43  66  68  66
    92   4  76  18
    80  85  75  71
    96  94  40   4
Max =
96
```

（洪子龙　刘继欣）

第四节 MATLAB 医学影像基础

一、医学影像的基本格式

20 世纪 70 年代，成像技术快速发展，各种影像设备不断涌现，不同设备具有不同的图像存储格式和传输方式，这使得不同设备之间的信息资源难以共享，严重阻碍了医学影像信息在医院不同系统、不同部门之间的交换与共享。为了统一不同设备制造商之间的接口标准，美国放射学会和美国电器制造商协会组织制定了医学数字成像和通信（digital maging and communications in medicine，DICOM）标准。DICOM 标准提供了一种用于医学信息的开放性数据交换标准，使不同厂商生产的设备形成的图像统一存档与通信成为可能。现今大多 MRI 仪器采集后的重建数据为 DICOM 格式。然而，由于 DICOM 将每层图像均存储为独立文件，这会导致产生大量较小的数字文件，从而堵塞文件系统，降低分析速度。因此，又诞生了其他存储格式，如 NIfTI 格式等。

1. DICOM 格式   DICOM 格式图像文件是按照 DICOM 标准生成的图像文件。它由文件头和数据集组成，其图像文件扩展名为 .dcm。DICOM 文件的主要组成部分就是数据集，是关于信息体实例（sop instance）的数据集合。这个数据集由很多数据元素组成，包含患者（patient）、研究（study）、系列（series）和图像（image）等四层信息，这四层信息的相关信息称为元信息（meta information），图像数据（image data）只包含图像像素数据信息。尽管 DICOM 是 MRI 采集的标准输出格式，但进行数据分析前往往要将 DICOM 格式转化为其他分析格式，这主要是因为 DICOM 数据比较庞大，包含了大量的元数据信息，包括仪器信息、图像采集参数及患者信息资料等，而这些信息在很多分析过程中往往属于冗余信息。

2. NIfTI 格式   为了减少不同研究中心及数据分析软件共享数据后存在的问题，2000 年美国国家精神研究所、神经疾病与脑卒中研究所的研究小组创建了新的数据存储格式。2004 年，新的数据存储格式第一个版本即 NIfTI-1 格式发布，它是 Analyze7.5 格式的延伸，且增加了相当数量的元数据。NIfTI 格式最重要的特征就是能反应 MRI 仪器的像素指数与空间位置。NIfTI 格式由文件头和数据集组成，标准 NIfTI 图像的后缀是 .nii。由于 NIfTI 格式和 Analyze 格式的关系，因此 NIfTI 格式也可使用独立的图像文件（.img）和头文件（.hdr）。单独的 .nii 文件的优势就是可以用标准的压缩软件（如 gzip），而且一些分析软件包（如 FSL）可以直接读取和写入压缩的 .nii 文件（扩展名为 .nii.gz）。

二、医学影像的读写

在 MATLAB 中，用户进行医学影像操作和处理，应先读取需要处理的医学影像，然后再进行具体的操作与处理，最后将处理完的医学影像进行保存。MATLAB 提供了专门的函数，以方便用户进行医学影像的读取和保存。本节将具体讲述常见医学影像格式的读写。

1. MATLAB 中 DICOM 格式的读写   在 MATLAB 中，使用 dicomread 读取 DICOM 图像。dicomread 的调用格式见表 2-10。

表 2-10 dicomread 命令的调用格式

命令格式	说明
dicomread(filename)	从符合 DICOM 标准的文件 filename 中读取图像数据
dicomread(info)	从 DICOM 元数据结构体 info 中读取 DICOM 图像数据
dicomread(___,'frames',f)	仅从图像中读取 f 指定的帧
dicomread(___,Name,Value)	使用 Name，Value 对组读取 DICOM 图像数据来配置解析器
[X,cmap] = dicomread(___)	返回颜色图 cmap
[X,cmap,alpha] = dicomread(___)	返回 alpha，即 X 的 alpha 通道矩阵
[X,cmap,alpha,overlays] = dicomread(___)	返回 DICOM 文件中的任何重叠

在 MATLAB 中，使用 imshow 显示 DICOM 图像。imshow 的调用格式见表 2-11。

表 2-11 imshow 命令的调用格式

命令格式	说明
imshow(X)	显示二值图像 X。对于二值图像，imshow 将值为 0 的像素显示为黑色，将值为 1 的像素显示为白色
imshow(X,[low high])	显示灰度图像 X，其值域为 [low high]
imshow(X,[])	显示灰度图像 X，根据 X 中的像素值范围缩放灰度显示。imshow 使用 $\left[\min\left(X(:)\right) \max\left(X(:)\right)\right]$ 作为显示范围。imshow 将 X 中的最小值显示为黑色，将最大值显示为白色
imshow(RGB)	显示真彩色图像
imshow(X, map)	显示索引色图像，X 为图像矩阵，map 为调色板
imshow(filename)	显示 filename 文件中的图像
imshow(___,Name,Value)	使用 Name，Value 对组控制运算的各个方面显示图像
imshow(X,RI)	显示图像 X 及相关联的二维空间参照对象 RI
imshow(X,RX,map)	显示索引图像 X 以及相关联的二维空间参照对象 RX 和颜色图 map
himage = imshow(___)	返回 imshow 创建的图像对象

例 2-12 读入和显示 DICOM 图像。

本实例演示从磁盘中读入一幅名为 brain.dcm 的图像，提取该图像的基本信息，并使用 imshow 将其显示出来。

MATLAB 程序如下：

```
>> X = dicomread ('brain'); % 读取 brain.dcm
>> imshow (X) % 显示 X
```

读入了一幅图像 X 并使用 imshow (X) 来显示图像（图 2-8A）。很明显，这幅图像的动态范围很小，可以使用以下语句修正其显示结果（图2-8B），使其变得更加清晰。

> imshow (X,[ ]) % 根据 X 中的像素值范围缩放灰度显示

在 MATLAB 中，使用 dicomwrite 将图像写入 DICOM 文件。dicomwrite 的调用格式见表 2-12。

 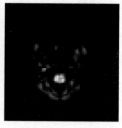

A. 原始图像　　B. 缩放灰度后的图像

图 2-8　读入和显示 DICOM 图像

表 2-12　dicomwrite 命令的调用格式

命令格式	说明
dicomwrite(X, filename)	将二进制、灰度或真彩色图像 X 写入文件 filename
dicomwrite(X, cmap, filename)	将索引图像 X 与其颜色图一起写入文件 filename
dicomwrite(___, meta_struct)	在结构 meta_struct 中指定可选元数据或文件选项
dicomwrite(___, info)	指定元数据结构信息中的元数据，由 dicominfo 函数生成
dicomwrite(___, "ObjectType", IOD)	写入包含特定类型的 DICOM 信息对象（IOD）所需元数据的文件
dicomwrite(___, "SOPClassUID", UID)	写入包含特定类型 IOD 所需元数据的文件，该类型的 IOD 使用 DICOM 唯一标识符（UID）指定
dicomwrite(___, Name, Value)	使用 Name，Value 参数指定附加选项
status = dicomwrite(___)	返回用于生成 DICOM 文件的元数据和描述的信息

例 2-13　写入 DICOM 图像。

本实例演示将例 2-12 中读出的图像 X 存为 outbrain.dcm。

MATLAB 程序如下：

> dicomwrite (X, 'outbrian.dcm');

2. MATLAB 中 NIfTI 格式的读写　在 MATLAB 中，使用 niftiread 读取 DICOM 图像，它的调用格式见表 2-13。

表 2-13　niftiread 命令的调用格式

命令格式	说明
niftiread(filename)	从符合 NIfTI 标准的文件 filename 中读取图像数据
niftiread(headerfile, imgfile)	从 NIfTI 图像数据读取 NIfTI 头文件（.hdr）和图像文件（.img）
niftiread(info)	从 NIfTI 元数据结构体 info 中读取 NIfTI 图像数据

在 MATLAB 中，使用 imshow 显示 NIfTI 图像，imshow 的调用格式具体见表 2–12。

例 2-14 读入和显示 NIfTI 图像。

本实例演示从磁盘中读入一幅名为 brain.nii 的图像，提取该图像第一个时间点的基本信息，并使用 imshow 将其显示出来（图 2-9）。

 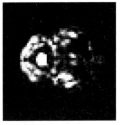

A. 原始图像　　B. 提高对比度后的图像

图 2-9　读入和显示 NIfTI 图像

MATLAB 程序如下：

```
>> X = niftiread ('brain.nii');   % 读取 brain.nii
>> X_timepoint1 = X (:,:,1);   % 提取该图像第一个时间点的基本信息
>> imshow (X_timepoint1)   % 显示 X
>> imshow (X_timepoint1, [10 1000])   % 提高对比度
```

在 MATLAB 中，使用 niftiwrite 将图像写入 DICOM 文件。niftiwrite 的调用格式见表 2–14。

表 2-14　niftiwrite 命令的调用格式

命令格式	说明
niftiwrite(X, filename)	将图像数据 X 写入一个 NIfTI 文件中。默认情况下，niftiwrite 会创建一个包含元数据和体积数据的 NIfTI 组合文件。niftiwrite 将文件命名为 filename，加上 .nii 文件扩展名
niftiwrite(X, filename, info)	将图像数据 X 写到一个 NIfTI 文件中，包括来自 info 的文件元数据。如果元数据与图像的内容和大小不匹配，则 niftiwrite 会返回一个错误
niftiwrite(X, filename, info, Name, Value)	使用 Name，Value 中指定的选项，将体数据写入文件

例 2-15 写入 NIfTI 图像。

本实例演示从磁盘中读入一幅名为 brain.nii 的图像，将其存为 outbrain.nii，并修改参数文件中的描述结构。为了了解参数文件中的描述结构修改结果及图像文件的其他详细信息，可以使用 niftiinfo 函数。具体语法为 niftiinfo(filename)。

MATLAB 程序如下：

```
>> info = niftiinfo ('brain.nii')   % 读取 brain 的参数信息
>> X = niftiread (info);   % 从参数信息 info 结构体中读取图像数据
>> info.Description = 'Save image';   % 将 info 中描述结构修改为 Save image
niftiwrite (X,'outbrain.nii', info);   % 将带有修改后参数信息的数据写入新的文件
>> info = niftiinfo ('outbrain.nii')   % 读取 outbrain 的参数信息
```

运行结果如下：

```
info =

   包含以下字段的 struct:

                Filename: 'F:\brain\brain.nii'

                Filemoddate: '17-11 月 -2020 15:31:19'

                Filesize: 53043552

                Version: 'NIfTI1'

                Description: 'TE = 30; sec = 24227.0000'

                ImageSize: [64 64 35 175]

                PixelDimensions: [3.7500 3.7500 4 2]

                Datatype: 'int16'

                BitsPerPixel: 16

                SpaceUnits: 'Millimeter'

                TimeUnits: 'Second'

                AdditiveOffset: 0

                MultiplicativeScaling: 1

                TimeOffset: 0

                SliceCode: 'Unknown'

                FrequencyDimension: 0

                PhaseDimension: 0

                SpatialDimension: 0

                DisplayIntensityRange: [0 0]

                TransformName: 'Sform'

                    Transform: [1 × 1 affine3d]

                    Qfactor: −1

                        raw: [1 × 1 struct]
```

修改 Description 之后的结果如下：

```
info =

   包含以下字段的 struct:

                Filename: 'F:\brain\outbrain.nii'

                Filemoddate: '27-5 月 -2022 08:54:15'

                Filesize: 50176352

                Version: 'NIfTI1'

                Description: 'Save image'

                ImageSize: [64 64 35 175]

                PixelDimensions: [3.7500 3.7500 4 2]

                Datatype: 'int16'
```

BitsPerPixel: 16

SpaceUnits: 'Millimeter'

TimeUnits: 'Second'

AdditiveOffset: 0

MultiplicativeScaling: 1

TimeOffset: 0

SliceCode: 'Unknown'

FrequencyDimension: 0

PhaseDimension: 0

SpatialDimension: 0

DisplayIntensityRange: [0 0]

TransformName: 'Sform'

Transform: [1 × 1 affine3d]

Qfactor: −1

raw: [1 × 1 struct]

三、医学影像的计算

传统医学图像在存储、传输、处理、利用等方面存在许多弊端。例如，在存储方面，X 线图像、CT 与 MRI 成像后由胶片记录，为了提高胶片的利用率，医院需要花费大量的人力、物力、财力建立胶片库。随着数字化技术的不断发展，越来越多的医学图像以数字化的方式进行存档、处理，使医学图像信息被最大限度地利用。数字化的图像以数字矩阵的形式存储于计算机中，矩阵中的元素是其最小组成单位，称作像素。矩阵中任一元素的数值为相应像素上的像素值，像素值代表每个像素的强度。矩阵在描述黑白图像时，矩阵中元素取值为 0 或 1，因此黑白图像也被称为二进制图像或二值图像。矩阵在描述灰度图像时，矩阵中的元素由一个量化的灰度级描述，灰度级通常为 8 位，范围为 0～255，0 代表黑色，255 代表白色。位数越高的灰度级描述的图像会越细腻，对存储空间的要求也越大。将医学图像转换为像素矩阵之后，对该像素矩阵进行操作，即可实现对医学图像的处理（图 2-10）。

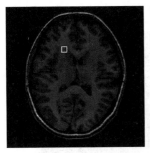 

$$\begin{bmatrix} 2918 & 3113 & 3134 & 3094 & 3091 & 3031 & 2952 & 3088 & 3259 \\ 2930 & 3031 & 3163 & 3222 & 3249 & 3153 & 2978 & 3054 & 3222 \\ 3108 & 3064 & 3251 & 3273 & 3198 & 3078 & 2986 & 3036 & 3181 \\ 3164 & 3150 & 3210 & 3180 & 3144 & 2857 & 2799 & 2945 & 2999 \\ 3085 & 3113 & 3121 & 3068 & 3101 & 2890 & 2772 & 2856 & 2730 \\ 3056 & 3153 & 3255 & 3058 & 3073 & 3089 & 2566 & 2709 & 2726 \\ 3083 & 3229 & 3347 & 3136 & 3078 & 3209 & 2639 & 2716 & 2792 \\ 3069 & 3111 & 3258 & 3123 & 2939 & 2990 & 2870 & 2629 & 2397 \\ 3084 & 3001 & 3110 & 2985 & 2907 & 3042 & 2813 & 2415 & 2189 \end{bmatrix}$$

图 2-10　图像的矩阵描述示例

一幅长为 M 个像素，宽为 N 个像素的图像，在 MATLAB 中可以表示成：

$$f = \begin{bmatrix} f(1,1) & f(1,2) & \cdots & f(1,N) \\ f(2,1) & f(2,2) & \cdots & f(2,N) \\ \vdots & \vdots & & \vdots \\ f(M,1) & f(M,2) & \cdots & f(M,N) \end{bmatrix}$$

其中，等式左边表示一个数字图像函数 f，等式右边矩阵中的每一个元素表示一个像素。符号 $f(i,j)$ 表示位于 i 行和 j 列的像素。例如，$f(1,2)$ 是指矩阵 f 中位于第 1 行和第 2 列的元素。

例 2-16 使用加法运算消除图像的附加噪声。

人体在成像过程中的噪声是不可避免的，但同一部位在相邻时间内的信号基本不变，噪声在整个过程中呈现随机分布。为了降低噪声对所成图像的干扰，可以对单个部位进行多次成像后叠加来抵消高斯噪声。图 2-11 中对大脑连续 3 次成像得到 A、B、C 三幅图，对这些图进行加法运算得到 D 图，两者对比可以明显看到 D 图比 A、B、C 三图更清晰。请问：这是基于什么原理？

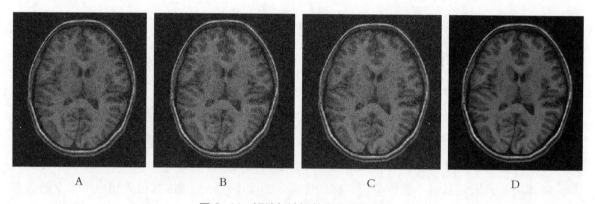

图 2-11 矩阵加法运算实现图像去噪

例 2-17 使用乘法运算提取感兴趣区域。

图像乘法运算一般有两个目的，一是与掩码相乘，取出感兴趣区域，屏蔽图像的其余部分。将原始图像与病灶掩模图像相乘，可以提取出病灶区域（图 2-12）。二是与常数 k 相乘，增强或减弱图像的对比度。假设原图像中两像素点灰度差为 $a_{ij} - a_{pq}$，乘法运算后的新图像中两像素间

图 2-12 矩阵乘法运算提取感兴趣区域

灰度差变为 $k\left(a_{ij}-a_{pq}\right)$。$k$ 大于 1，会使像素间差值变大，增强对比度；k 小于，1 则会使像素间差值变小，减弱图像对比度。对左图使用数乘运算，乘以一个大于 1 的数后，得到的右图对比度明显增强（图 2-13）。

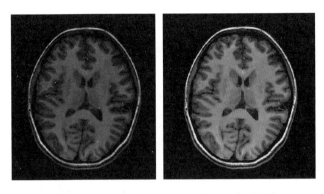

图 2-13 矩阵乘法运算实现增强图像对比度

（慕新港）

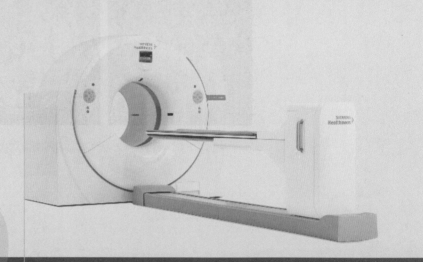

03

第三章

医学影像的
特征

特征是某类对象区别于其他对象的特点或特性的集合。例如，病理医生使用显微镜观察活检切片，发现细胞呈小圆形，且细胞团状排列，背景可见神经纤维丝，初步诊断为某肿瘤。细胞团状排列、神经纤维丝等是医生对显微镜下切片图像的描述，这些描述也是该肿瘤区别于其他肿瘤的特征。

本章特征是可以通过测量或处理，从医学图像中提取出的具有可重复性的数据。图像特征提取就是获取反映图像特性信息的过程。图像特征种类繁多，包括颜色特征、纹理特征和形状特征等，本章主要介绍一些常用图像特征（图3-1）及其提取方法。

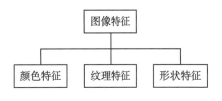

图3-1 常用图像特征种类

（贾宇霞 张毅）

第一节 颜色特征

一、颜色空间

颜色是图像最直观的表达特征，包含丰富的信息。颜色表达根据不同的需求定义出不同的颜色空间。常见的颜色空间包括RGB（red，green，blue）、HSV（hue，saturation，value）等。

1. RGB颜色空间 是目前最常用的一种颜色信息表达方式，它通过红绿蓝三原色的亮度变化及相互叠加呈现不同颜色，可涵盖人类视力所能感知的所有颜色。任何一种颜色在RGB颜色空间中都可以用三维空间中的一个点来表示。一幅$M \times N$的RGB彩色图像可以由一个$M \times N \times 3$的三维矩阵表示，其中每一像素都对应一个由红绿蓝三个分量组成的三元组（图3-2）。在MATLAB中，不同图像类型矩阵的取值范围也不一样（double：$[0,1]$，uint8：$[0,255]$）。以下案例展示了每一分量提取和生成RGB彩色图像的操作。

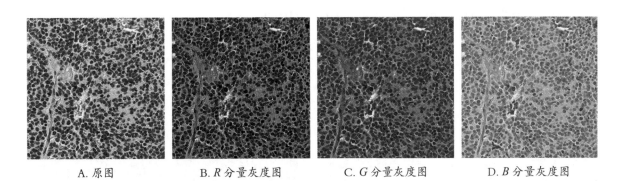

A. 原图 B. R分量灰度图 C. G分量灰度图 D. B分量灰度图

图3-2 某肿瘤数字化病理切片截取的1 000×1 000像素区域

例如：

$R = RGB_{image}(:,:,1);$ % 提取图片每一像素点的红色分量

$G = RGB_{image}(:,:,2);$ % 提取图片每一像素点的绿色分量

$B = RGB_{image}(:,:,3);$ % 提取图片每一像素点的蓝色分量

$RGB_{image_{new}} = cat(3,R,G,B);$ % 根据图片像素点的三个分量合成原图片

2. HSV 颜色空间　是根据颜色的直观特性定义的一种颜色空间，其颜色的参数分别是色调（hue）、饱和度（saturation）和亮度（value），接近于人们的经验和对彩色的感知。HSV 颜色空间的模型对应圆柱坐标系中的一个圆锥形子集，色调 H 取值范围为 0°～360°，饱和度 S 取值范围为 0.0～1.0，亮度 V 取值范围为 0.0～1.0。HSV 颜色空间各分量的提取和合成操作与 RGB 颜色空间类似，故不再演示。

在 RGB 空间中任一点的 R、G、B 值（$[0,255]$）均可转换到 HSV 空间，得到相应的 H、S、V 值（图 3-3）。转换如下：

$$H = \begin{cases} \arccos\left(\dfrac{(R-G)+(R-B)}{2\sqrt{(R-G)^2+(R-B)(G-B)}}\right), & B<G \\[3ex] 2\pi - \arccos\left(\dfrac{(R-G)+(R-B)}{2\sqrt{(R-G)^2+(R-B)(G-B)}}\right), & B>G \end{cases} \qquad (式3-1)$$

$$S = \frac{\max(R,G,B)-\min(R,G,B)}{\max(R,G,B)} \qquad (式3-2)$$

$$V = \frac{\max(R,G,B)}{255} \qquad (式3-3)$$

MATLAB 提供的转换函数为 hsvmap = rgb2hsv(rgbmap)。

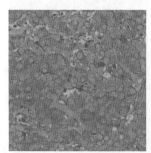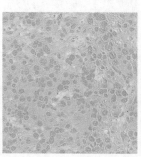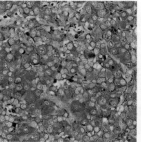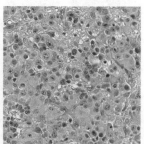

A. HSV 空间原图　　　　B. H 分量灰度图　　　　C. S 分量灰度图　　　　D. V 分量灰度图

图 3-3　从 RGB 空间转换到 HSV 空间的图像

当然，HSV 颜色空间中已知任意一点的 H、S、V 值都可以转换到 RGB 空间，得到相应的 R、G、B 值（$[0,1]$）。MATLAB 中提供的转换函数为 rgbmap = hsv2rgb(hsvmap)。

二、直方图特征

直方图（histogram）包含丰富的图像信息，反映了不同颜色在整幅图像中所占的比例。对于灰度图像来说，直方图是以灰度值为横坐标，像素数为纵坐标。即在图像中出现的频率，与灰度值所处的空间位置无关；对于RGB的彩色图像，可以独立显示三种颜色的强度直方图。

直方图的计算是根据其统计定义进行的，直方图是一个图像的统计离散函数阶梯图。设图像 f 的像素总数为 N，灰度等级数为 L，灰度为 k 的像素全图共 n_k 个，那么

$$h_k = \frac{n_k}{N}, \ k = 0, 1, \cdots, L-1 \qquad （式3-4）$$

称为 f 的灰度直方图。

MATLAB 中的 imhist 函数可以进行图像的直方图运算，示例如下：

$[\text{counts}, \ \text{x}] = \text{imhist}(\text{inage}, \text{n})$

其中，image 为需要计算直方图的图像；

n 为指定的灰度级数目，如果指定 n，函数会将所有像素值均匀分布在 n 个连续区间内；

返回值为 counts 直方图数据向量，counts(i) 表示第 i 个灰度区间中的像素数目；此值与 h_k 不同，counts(i) 归一化后变成 h_k。

x 是保存了对应的灰度区间的向量。

分析图像的颜色分量直方图往往可以得到很多有效的信息，如图像的亮度和对比度特征。图 3-4A 总体较暗，其直方图的峰值出现在直方图较左部分（图 3-4C），从而造成暗部细节难以分

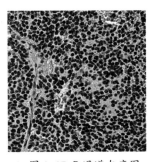

A. 图 3-2B *R* 通道灰度图

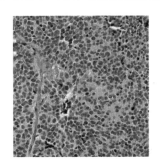

B. 图 3-2D *B* 通道灰度图

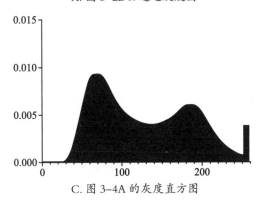

C. 图 3-4A 的灰度直方图

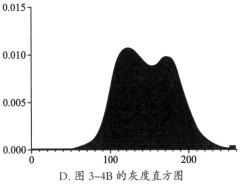

D. 图 3-4B 的灰度直方图

图 3-4 归一化直方图示意

辨；图 3-4B 整体偏亮，峰值出现在较右部分（图 3-4D）。图 3-4C 直方图非零值分布范围较宽且均匀，图像对比度较高（图 3-4A）；图 3-4D 直方图分布较为集中在灰度值为 100～200 的范围内，图像对比度较低（图 3-4B）。

图像颜色分量直方图可以认为是图像颜色分量概率密度的估计，可以直接使用灰度值的概率向量作为代表图像的特征向量，也可以进一步从直方图中提取出能够很好地描述直方图的统计特征，并将这些统计特征组合成为该图像的特征向量。

常用的直方图统计特征包括以下几种。

（1）平均值：图像平均亮度的度量。

$$\bar{f} = \sum_{k=0}^{L-1} k h_k \tag{式 3-5}$$

（2）方差：图像平均对比度的度量。

$$\sigma_f^2 = \sum_{k=0}^{L-1} \left(k - \bar{f}\right)^2 h_k \tag{式 3-6}$$

（3）熵：随机性的度量。熵越大，表明随机性越大，信息量也相应越大；反之，确定性越大，信息量越小。

$$f_E = -\sum_{k=0}^{L-1} h_k \log_2 h_k \tag{式 3-7}$$

（4）平滑度：图像的相对平滑度度量。R 越接近于 0 的图像，灰度级的值差异越大。

$$R = \frac{1}{\left(1 + \sigma_f^2\right)} \tag{式 3-8}$$

（5）能量：当图像中所有灰度值相等时，该值最大并由此处开始减小。

$$U = \sum_{k=0}^{L-1} h_k^2 \tag{式 3-9}$$

（6）三阶矩：直方图偏斜性的度量，对于对称的直方图，此值为 0；若为正值，则直方图右偏；为负值，则直方图左偏。

$$S = \sqrt[3]{\sum_{k=0}^{L-1} \left(k - \bar{f}\right)^3 h_k} \tag{式 3-10}$$

这些特征对图像尺寸、方向等依赖性较弱，具有较高的稳定性，但捕捉图像中对象局部特征的能力不强。

例 3-1　计算图 3-2B 的直方图统计特征。

image 为图 3-2B 的数据矩阵，矩阵维度为 1 000×1 000，矩阵元素为 uint8 类型。

（1）计算灰度值的频率分布，将 counts 归一化。

```
[counts,x] = imhist(image);
counts = counts/((1000*1000));
```

（2）使用 mean().m 函数计算图像均值。

```
mean_value = mean(image(:));
```

（3）使用 var().m 函数计算图像方差。

```
var_value = var(double(image(:)));
```

（4）使用 entropy().m 函数计算图像熵。

```
entropy_value = entropy(image);
```

（5）根据图像方差计算平滑度。

```
smooth_value = 1/(1+var_value);
```

（6）根据 counts 计算能量即 counts 的平方和。

```
energy = sum(counts.*counts);
```

（7）计算偏斜度。

$$val = [0:255]';\ \%\ 此矩阵为灰度值取值\ k$$
$$val = ((val - mean\_value).^3).*counts;\ \%\ 此矩阵为 (k - \bar{f})^3 h_k$$
$$skewness\_v = sum(val)^{(1/3)};$$

计算结果：图像均值为 127.487 75，方差为 3 106.79，熵为 7.602 61，平滑度为 0.000 32，能量为 0.005 63，偏斜度为 36.977 38。

三、案例分析

例如，苏木精－伊红染色法是组织病理切片中常用的染色法之一。苏木精染液为碱性，可以使细胞核内的染色质与细胞质内的核糖体呈蓝紫色；伊红染液为酸性，可使细胞质和细胞外基质中的成分呈红色。神经母细胞瘤是一种来源于未分化的交感神经节细胞的儿童常见的颅外实体肿瘤。神经母细胞是一种小圆形瘤细胞，细胞质少，核仁很少明显。分化的神经母细胞表现为癌细胞增大，核增大，染色质空泡状，单个明显的核仁。从左往右细胞核分化水平增加（图3-5）。

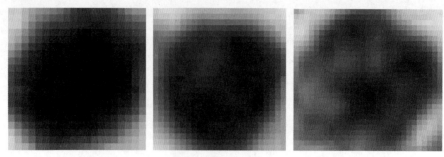

A. 分化较差的细胞核　　B. 分化程度中等的细胞核　　C. 分化较好的细胞核

图 3-5　分化程度不同的神经母细胞的细胞核苏木精－伊红染色图像

根据本节所学知识，从三个细胞核中提取直方图特征，判断这些特征是否可以完成此三个细胞核的区分。

数据分析步骤如下：

（1）计算每个细胞核各分量的灰度直方图。

（2）根据其灰度直方图计算直方图统计特征。具体实现可参考例 3-1。

根据例 3-1 可计算得到每个细胞核 RGB 各分量的直方图（图 3-6）及其特征（表 3-1）。

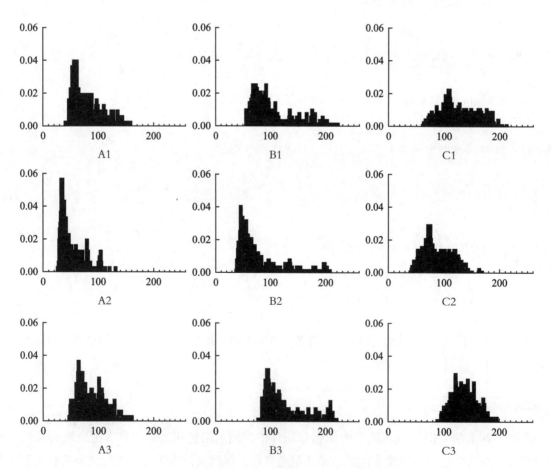

图 3-6　细胞核 RGB 通道归一化灰度直方图

A1～A3. 分别为图 3-5A 细胞核的 *R*、*G*、*B* 通道灰度直方图；B1～B3. 分别为图 3-5B 细胞核的 *R*、*G*、*B* 通道灰度直方图；C1～C3. 分别为图 3-5C 细胞核的 *R*、*G*、*B* 通道灰度直方图

表 3-1　三个细胞核 *R*、*G*、*B* 分量的直方图统计特征

图片	均值	方差	熵	平滑度	能量	偏斜度
图 3-6A1	77.44	696.63	6.03	0.001 43	0.019 24	26.18
图 3-6A2	50.91	450.55	5.69	0.002 21	0.025 29	22.89
图 3-6A3	86.15	618.27	6.19	0.001 61	0.016 18	21.88
图 3-6B1	100.42	1 444.01	6.48	0.000 69	0.013 75	41.49
图 3-6B2	78.67	1 720.67	6.33	0.000 58	0.016 72	48.13
图 3-6B3	123.56	1 256.44	6.43	0.000 80	0.014 44	37.25
图 3-6C1	127.25	1 100.48	6.81	0.000 91	0.010 09	20.11
图 3-6C2	88.08	695.99	6.52	0.001 44	0.012 40	19.66
图 3-6C3	137.51	473.45	6.31	0.002 11	0.014 62	13.85

由直方图（图 3-6）和直方图统计特征（表 3-1）可得，观察图 3-6A1、B1、C1 可知，随着细胞核逐渐分化，细胞核 *R* 通道灰度值峰值位置不断右移；且根据其对应的统计特征也可发现，灰度均值增加，提示细胞核 *R* 通道逐渐变亮。其余通道的分析，也可得出此结论。故随着细胞核分化程度增加，细胞核整体亮度也增加。

（贾宇霞　张毅）

第二节　纹理特征

纹理是物体表面的固有特征之一，是图像的一种重要属性。一般来说，纹理是对图像像素灰度级在空间上的分布模式的描述，反映了物品的粗糙度、光滑性等。

纹理具有三大标志：一是局部序列性不断重复，二是非随机排列，三是纹理区域内大致为均匀的统一体。纹理特征的优点：考虑区域内的像素灰度级分布，具有旋转不变性，具有较好的噪声抵抗能力。但当图像分辨率发生变化时，计算出的纹理可能会有较大偏差，且从 2D 图像中反映出的纹理不一定是 3D 物体表面真实的纹理。

一、灰度共生矩阵

灰度共生矩阵（gray level co-occurrence matrix, GLCM）是描述纹理特征的重要方法之一，它能较精确地反映纹理的粗糙程度和重复方向。灰度共生矩阵定义为对于取定的方向 θ 和距离 d，在方向为 θ 的直线上，一个像素灰度为 i，另一个与其相距为 d 的像素的灰度为 j 的点对出现的频数作为这个矩阵的第 (i, j) 元素的值。对于一系列不同的 d、θ，就有一系列不同的灰度共生矩阵。由于计算量的原因，一般 d 只取少数几个值，而 θ 取 0°、45°、90°、135°。研究表明，d 值取得较小时，可以提供较好的特征描述和分析结果。MATLAB 中可通过 graycomatrix().m 函数计算灰度共生矩阵。示例如下：

$[\text{GLCM, SI}] = \text{graycomatrix}(\text{gray}, \text{Name}, \text{Value})$

输入参数：

gray 灰度图像，必须为二位数值矩阵或二维逻辑矩阵；

Name, Value 参数：可选的、以逗号分隔的 Name, Value 对组参数。多个 Name, Value 组参数可采用任意顺序指定。

'GrayLimits'：灰度界限值为 [low, high]，将输入图像缩放为 [low, high] 的范围，小于等于 low 的灰度值对应为 1，大于等于 high 的灰度值对应于 NumLevels。默认使用图像的最小和最大灰度值为界。

'NumLevels'：整数，图像进行灰度缩放的灰度级数目，灰度级的数目决定了灰度共生矩阵 GLCM 的尺寸。若输入为二进制图像，该值默认为 2；其余图像默认为 8。

'Offset'：P 行 2 列整型矩阵，感兴趣像素与其相邻像素之间的距离。矩阵每一行均为一个二元素向量，即 $[\text{row\_offset}, \text{col\_offset}]$，它指定一对像素的关系。由于偏移量通常以角度表示，给定像素距离 D 时与常见角度对应的偏移量为（0°：$[0\ D]$；45°：$[-D, D]$；90°：$[-D\ 0]$；135°：$[-D\ -D]$）。

'Symmetric'：bool 型数据（仅为 true 或 false），考虑值的顺序，当为 false 时仅对 1，2 或 2，1 进行计数，为 true 时两个对组都计数。

输出参数：

GLCM 灰度共生矩阵维度为 NumLevels × NumLevels × p，其中 p 是 Offset 中偏移量的数目。矩阵中元素为 double 类型。

SI 用于灰度共生矩阵计算的缩放图像即根据 [Name, Value] 参数对的部分参数处理后的图像，矩阵大小与输入图像大小相同，矩阵内元素大小不一定相同。

例 3-2 现有一个细胞核 R 通道灰度图像，灰度矩阵为 $I = \begin{bmatrix} 1 & 2 & 3 & 3 & 3 \\ 3 & 1 & 2 & 1 & 3 \\ 3 & 3 & 2 & 2 & 1 \\ 3 & 3 & 2 & 1 & 1 \\ 3 & 1 & 1 & 1 & 1 \end{bmatrix}$，计算它在

$d=1$，θ 分别为 0°、45°、90°、135° 时的共生矩阵。本案例不区分 0° 和 180°、45° 和 225°、90° 和 270°、135° 和 315°。

本案例可使用 graycomatrix().m 函数计算共生矩阵。根据题意，图像具有三个灰度级（1，2，3），故 NumLevels 设置为 3，GrayLimits 设置为 [1,3]；计算距离为 1 的四个角度的灰度共生矩阵，故 Offset 设置为 [[0,1]; [-1,1]; [-1,0]; [-1,-1]]；不区分 0° 和 180°，故 Symmetric 设置为 true。因此整体函数调用如下：

```
[glcm, SI] = graycomatrix(I,'NumLevels', 3,'GrayLimits',[1,3],
        'Offset',[[0,1]; [-1,1]; [-1,0]; [-1,-1]], 'Symmetric', true);
```

结果

$$\begin{bmatrix} 8 & 6 & 2 \\ 6 & 2 & 3 \\ 2 & 3 & 8 \end{bmatrix} \begin{bmatrix} 6 & 2 & 3 \\ 2 & 4 & 4 \\ 3 & 4 & 4 \end{bmatrix} \begin{bmatrix} 6 & 5 & 4 \\ 5 & 4 & 2 \\ 4 & 2 & 8 \end{bmatrix} \begin{bmatrix} 6 & 4 & 3 \\ 4 & 4 & 2 \\ 3 & 2 & 4 \end{bmatrix}$$

灰度共生矩阵能够反映图像灰度关于方向、相邻间隔、变化幅度的综合信息，是分析图像局部模式和像素排列规则的基础。作为纹理分析的特征量，一般不直接应用计算的灰度共生矩阵，而是在灰度共生矩阵的基础上再提取纹理特征量，称为二次统计量。二次统计量主要有能量、对比度、熵、均匀度、相关等。

设在给定参数 d、θ 下的共生矩阵元素已归一化成为频率，并记为 $p(i,j)$。

对于具有不同特点的图像纹理，其共生矩阵明显不同。在灰度共生矩阵中，主对角线上元素是一定方向和距离关系下的两像素相同灰度值组合出现的次数。由于存在沿纹理方向上相近像素的灰度值基本相同，垂直纹理方向上相近像素间灰度值差异较大的一般规律。因此，这些主对角线元素的大小有助于判别纹理的方向和粗细，对纹理分析起着重要作用。对纹理较为粗糙的图像，像素一般具有相同的灰度，其灰度共生矩阵中的元素分布主要集中在主对角线附近；而对于纹理较为细腻的图像，由于其像素对灰度差异较大，其灰度共生矩阵中的值则散布在各处。

（1）能量：图像灰度分布均匀性的度量。在均匀区域，灰度值变化小，共生矩阵中元素分布较集中于主对角线；在非均匀区域，矩阵元素概率分布均匀。由此可知，粗纹理能量值较大；反之，细纹理能量较小。

$$N_1 = \sum_i \sum_j p(i,j)^2 \qquad （式3-11）$$

（2）对比度：图像清晰程度度量。在共生矩阵中，元素分布较集中于主对角线时，纹理变化较小，对比度较小；反之，表明近邻像素的反差较大，纹理较细。图像中，纹理的沟纹越深，图像视觉效果越清晰。因此，对比度值大小反映了图像的清晰度。

$$N_2 = \sum_i \sum_j (i-j)^2 p(i,j) \qquad （式3-12）$$

（3）熵：图像所具有的信息量的度量。若图像充满细纹理，则 $p(i,j)$ 的数值近似相等，则该图像熵值最大。随着图像中纹理的减少，图像熵值随之减少。

$$N_3 = -\sum_i \sum_j p(i,j) \log p(i,j) \qquad （式3-13）$$

（4）同质性：对于均匀区域，共生矩阵的元素集中在对角线上，$i-j$ 值小，均匀性特征值较大；对于非均匀区域，共生矩阵的元素分布均匀，$i-j$ 值大，则均匀性值较小。该特征是图像分布均匀性的测度。

$$N_4 = \sum_i \sum_j \frac{1}{1+(i-j)^2} p(i,j) \qquad （式3-14）$$

（5）相关性：灰度共生矩阵的元素在行或列方向的相似程度。相关系数较大时，图像区域灰度分布比较均匀。

$$N_5 = \frac{\sum\sum (i-\bar{x})(j-\bar{y}) p(i,j)}{\sigma_x \sigma_y} \qquad (\text{式 3-15})$$

其中

$$\bar{x} = \sum_i i \sum_j p(i,j) \qquad (\text{式 3-16})$$

$$\bar{y} = \sum_j j \sum_i p(i,j) \qquad (\text{式 3-17})$$

$$\sigma_x^2 = \sum_i (i-\bar{x})^2 \sum_j p(i,j) \qquad (\text{式 3-18})$$

$$\sigma_y^2 = \sum_j (j-\bar{y})^2 \sum_i p(i,j) \qquad (\text{式 3-19})$$

除以上特征外，还可从共生矩阵中提取更多特征，如和方差、和熵等，本书不再介绍。感兴趣的读者可以查阅相关资料。

graycoprops().m 函数可用于计算，得到灰度共生矩阵的能量、对比度、相关性、同质性。具体用法和输出如下：

```
stats = graycoprops(glcm);
输入参数：glcm 为需计算的灰度共生矩阵
输出参数：
stats 是结构体，每个字段包含一个 1×p 数组，其中 p 是 glcm 中灰度共生矩阵的数量。stats.Energy 包含每个灰度共生矩阵的能量，stats.Contrast 包含每个灰度共生矩阵的对比度，stats.Correlation 包含每个灰度共生矩阵的相关性，stats.Homogeneity 包含每个灰度共生矩阵的同质性。
```

例 3-3 计算例 3-2 的细胞核图像在 $d=1$，θ 为 0° 时的共生矩阵的统计特征值。

首先，根据题意计算得到共生矩阵为 glcm。

```
[glcm,SI] = graycomatrix(I,'NumLevels',3,'GrayLimits',[1,3],
                'Offset',[[0,1]] ,'Symmetric',true);
```

其次，使用 graycoprops().m 函数计算灰度共生矩阵的能量、对比度、相关性和同质性。

```
stats = graycoprops(glcm);
```

最后，根据定义计算归一化共生矩阵的熵。

共生矩阵的统计特征值分别为能量 0.143 8，对比度 0.85，相关性 0.409 2，同质性 0.708 3，熵 2.050 8。

```
glcm = glcm / sum(glcm(:));
entropy = -sum(glcm(:).*log(glcm(:)));
```

二、灰度差分统计

灰度差分统计法是计算像素周围小距离的灰度差值，由差值求出对应的直方图及相应的特征量，包括平均值、熵和对比度。灰度差分统计定义：设点 (i,j) 为图像中的一点，该点与它只有微小距离的点 $(i+\Delta i, j+\Delta j)$ 的灰度差值为

$$g_\Delta(i,j) = g(i,j) - g(i+\Delta i, j+\Delta j) \tag{式 3-20}$$

其中 g_Δ 称为灰度差分。设灰度差分的所有可能取值共有 m 级，令点 (i,j) 在整个图像上移动，累计计算出 $g_\Delta(i,j)$ 取各个数值的次数，由此可作出 $g_\Delta(i,j)$ 的直方图 $p_\Delta(k)$。由直方图便可知 $g_\Delta(i,j)$ 取值的概率 $p_\Delta(k)$。当采用较小差值 k 的概率 $p_\Delta(k)$ 较大时，说明纹理较粗糙，概率较小时，说明纹理较细。此外，可以由灰度差分直方图得到的二次统计量，可作为纹理特征反应图像纹理的细致程度。

（1）平均值：

$$\text{mean} = \frac{1}{m}\sum_k k p_\Delta(k) \tag{式 3-21}$$

（2）对比度：

$$\text{contrast} = \sum_k k^2 p_\Delta(k) \tag{式 3-22}$$

（3）熵：

$$\text{entropy} = -\sum_k p_\Delta(k)\log_2 p_\Delta(k) \tag{式 3-23}$$

例 3-4　计算图 3-2B 的灰度差分统计特征，其中设 $\Delta i = 1$，$\Delta j = 1$。

image 为图 3-2B 的数据矩阵，矩阵维度为 $m \times n$，元素为 double 类型。

G 矩阵用存储灰度差分值，矩阵维度和元素类型与 image 相同。

（1）由于需要遍历每个点，且根据公式可写出如下遍历代码：

```
for i = 1:m-1
    for j = 1:n-1
        G(i, j) = abs(image(i,j)-image(i+1,j+1));
    end
end
```

（2）根据灰度差分矩阵，使用imhist().m函数计算出差分矩阵的直方图，之后依据定义计算出灰度差分统计特征。

```
[counts, x] = imhist(G);

counts = counts /((1000*1000));

mean_v = 0; constrast_v = 0; entropy_v = 0;

for i = 1: 256

    mean_v = mean + (i*counts(i))/256;

    contrast_v = contrast_v + i*i*counts(i);

    entropy_v = entropy - counts(i)*log2(counts(i));

end
```

计算结果：平均值 0.102 8，对比度 1 301.4，熵 5.405 3。

三、自相关函数

图像纹理结构的粗糙性与局部结构的空间重复周期有关，周期大的纹理较为粗糙，周期小的纹理细致。空间自相关函数可以用于度量图像纹理结构的粗糙性。若有一幅图像 $f(i,j), i = 0,1,\cdots,M-1; j = 0,1,2,\cdots,N-1$，则该图像的自相关函数定义为

$$\rho(x,y) = \frac{\sum_{i=0}^{M-1}\sum_{j=0}^{N-1}f(i,j)f(i+x,j+y)}{\sum_{i=0}^{M-1}\sum_{j=0}^{N-1}f(i,j)^2} \qquad （式3-24）$$

自相关函数 $\rho(x,y)$ 随 x 或 y 大小而变化，其变化与图像中纹理粗细的变化有着对应的关系，因而可描述图像纹理特征。若 $i+x<0$ 或 $i+x \geq M$ 或 $j+y<0$ 或 $j+y \geq N$ 时，$f(i+x,j+y)=0$。定义 d 为位移矢量，$d = (x^2+y^2)^{1/2}$，则 $\rho(x,y)$ 可记为 $\rho(d)$。在 $x=0$，$y=0$ 时，从自相关函数定义可以得出，$\rho(d)=1$ 为最大值。不同的纹理图像，$\rho(x,y)$ 随 d 变化的规律是不同的。当纹理较粗时，$\rho(d)$ 随 d 的增加而下降速度较慢；当纹理较细时，$\rho(d)$ 随着 d 的增加而下降速度较快。

例 3-5　计算图 3-5A、C 的自相关函数图。

设图像矩阵维度大小为 $M \times N$，计算自相关函数需要确定 x、y 值。本案例选取 $x \in [0,20)$，$y \in [0,20)$，根据对应计算公式，对于每一组 x、y 值可写出如下循环代码：

```
ff = 0;    f2 = 0;

for i = 1: M

    for j = 1: N
```

```
        if((i+x>0)&(j+y<=N)&(i+x<=M)&(j+y>0))
            ff = ff+f(i,j)*f(i+x,j+y);
        end
        f2 = f2+f(i,j)*f(i,j);
    end
end
```

$\rho(x, y) = ff/f2$ 即为该 (x, y) 的自相关函数值，对 (x, y) 所有可能值进行遍历，即可得到自相关函数图（图 3-7）。

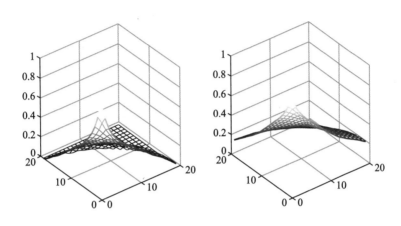

图 3-7　图 3-5A、C 自相关函数图

四、案例分析

根据本节所学知识从图 3-5 的三个细胞核中提取纹理特征，判断这些特征是否可以区分三个细胞核。

数据分析步骤：

（1）将细胞核图像从 RGB 颜色空间转为灰度空间，可使用 rgb2gray().m 函数。

```
Gray_img = rgb2gray(rgb_img);
```

（2）计算细胞核的灰度共生矩阵，根据矩阵计算灰度共生矩阵统计特征。其中，$d = 1$，θ 分别为 0°、45°、90°、135°，不区分 0° 和 180°、45° 和 225°、90° 和 270°、135° 和 315°。

具体实现参考例 3-2 和例 3-3。

（3）计算灰度差分矩阵，根据灰度差分矩阵的直方图计算灰度差分统计矩阵的特征。其中，分别考虑 $\Delta i = 1$，$\Delta j = 1$ 和 $\Delta i = 2$，$\Delta j = 2$。

具体实现参考例 3-4。

（4）计算细胞核自相关函数并展示，其中 $x \in [0, 20), y \in [0, 20)$。

具体实现参考例 3-5。

表 3-2　细胞核灰度共生矩阵的统计特征

图片	能量	对比度	相关性	同质性	熵
图 3-5A 0°	0.003 6	131.87	0.832	0.243 7	5.838 3
图 3-5A 45°	0.003 3	147.99	0.824	0.217 9	5.898 3
图 3-5A 90°	0.003 6	121.29	0.850	0.231 9	5.848 6
图 3-5A 135°	0.003 4	263.44	0.647	0.200 8	5.876 7
图 3-5B 0°	0.002 0	117.10	0.959	0.244 1	6.384 2
图 3-5B 45°	0.001 7	301.90	0.885	0.183 0	6.481 5
图 3-5B 90°	0.002 0	194.18	0.926	0.243 2	6.392 1
图 3-5B 135°	0.001 9	282.62	0.890	0.191 3	6.421 5
图 3-5C 0°	0.001 3	117.22	0.914	0.207 5	6.760 1
图 3-5C 45°	0.001 3	162.02	0.885	0.173 2	6.768 5
图 3-5C 90°	0.001 4	107.07	0.922	0.214 6	6.739 9
图 3-5C 135°	0.001 2	227.68	0.831	0.183 1	6.778 6

表 3-3　细胞核的灰度差分矩阵的统计特征

图片	均值	对比度	熵
图 3-5A	0.136 6	4 450.9	4.803 3
图 3-5B	0.086 7	2 248.6	4.847 5
图 3-5C	0.097 0	2 913.7	4.752 1

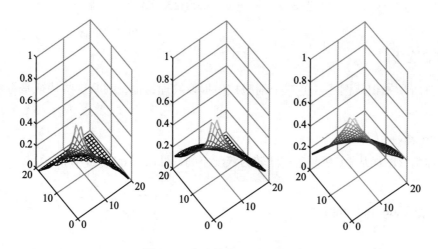

图 3-8　细胞核自相关函数图

根据表 3-2 分析可得，随着细胞核分化的灰度共生矩阵熵值逐渐增大，即细胞核包含信息增加。根据表 3-3 可知，分化中等的细胞核的灰度差分矩阵的熵值比其余分化程度细胞核的灰度差分矩阵的熵值大。根据图 3-8 可知，三个细胞核的纹理粗细也有不同。由此推论，纹理特征或许可以分类这三类细胞核。

（李军）

第三节 形状特征

形状特征是图像最主要的视觉特征之一。人对一幅图像的理解很大程度上依赖于对图像中目标形状的区别和感知。形状特征属于图像中的中间层特征，它作为刻画图像中物体和区域特点的重要特征。图像的形状特征包括边界特征和区域特征。边界特征主要针对物体外边界，区域特征则关系到整个形状区域。

一、边界特征

当图像中一个目标区域的边界确定时，就可以通过边界点区别不同物体或区域的形状（图3-9）。这样既可以节省存储信息，又可以准确地确定物体。这里介绍几种用于描述区域边界的方法。

（1）周长：边界所包围的区域轮廓的长度。

（2）边界直径：边界上距离最远两点间的距离。

$$\mathrm{Diam}(B) = \max_{i,j}\left[D(p_i, p_j)\right]$$ （式3-25）

式中，D是距离的度量，p_i和p_j是边界上的点。

（3）长轴：连接直径两个端点的线段，称为边界的长轴。

（4）短轴：与长轴垂直的线段称为边界的短轴。

（5）离心率：长轴和短轴的比值，称为边界的离心率，反映了边界的似圆度。

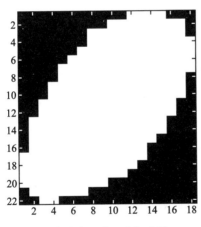
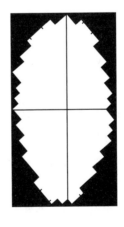

A. 某肿瘤细胞细胞核边界　　　　　B. 该细胞核最小外接矩形及其长短轴

图3-9　某肿瘤细胞核边界特征

二、区域特征

区域特征参数主要通过区域内所有像素点的集合获得对形状特征参数的描述。这里介绍几种用于描述区域特征的方法。

（1）面积：描述区域大小。对于数字图像，面积定义为区域内像素点数。

（2）重心：其坐标是根据属于该区域所有的点计算出来的，重心坐标不一定为整数。图像中物体对应的像素位置坐标为$(x_i, y_i)(i = 0,1,\cdots,M-1)$

$$\overline{x} = \frac{1}{M}\sum_i x_i f(x_i, y_i)$$ （式 3-26）

$$\overline{y} = \frac{1}{M}\sum_i y_i f(x_i, y_i)$$ （式 3-27）

（3）矩形度：物体的面积 A 与物体的最小外接矩形的面积比，反映了物体在最小外接矩形中的填充程度。矩形的矩形度为 1，圆的矩形度为 $\pi/4$，三角形的矩形度为 0.5。矩形度的取值范围为 $(0,1)$。

（4）圆形度：物体接近圆形的程度，也称为区域的紧凑性，定义为 4π 倍的区域面积 A 与周长 P 的平方比，即

$$C = \frac{4\pi A}{P^2}$$ （式 3-28）

相同面积下，具有光滑边界的形状边界较短，圆形度较大，表明形状较为密集。圆的圆形度为 1，正方形的圆形度为 $\pi/4$。

MATLAB 中 regionprops().m 函数可用于计算得到图像的边界和形状的特征。具体用法和输出如下：

```
stats = regionprops(BW, properties);
```

输入如下参数：

```
BW 为二值图像；
properties 参数：
  'all'：计算 BW 图像的所有边界和形状特征。
  'Area'：计算 BW 图像各个区域中像素的总个数。
  'BoundingBox'：包含相应区域的最小矩形（图 3-8）。
  'Centroid'：每个区域的重心。
  'MajorAxisLength'：与区域具有相同标准二阶中心矩的椭圆的长轴长度。
  'MinorAxisLength'：与区域具有相同标准二阶中心矩的椭圆的短轴长度。
  'Eccentricity'：与区域具有相同标准二阶中心矩的椭圆的离心率。
  'Perimeter'：返回区域的周长。
  'Circularity'：返回区域的圆形度。
```

三、案例分析

图 3-10 展示了某肿瘤数字化病理切片上分割出的三个细胞核边界。根据本节所学内容，比较各边界、形状特征对细胞核形状的区分能力。

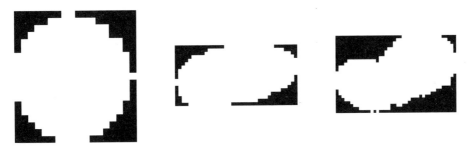

图 3-10 某肿瘤细胞核边界

数据分析步骤：

（1）判断计算本案例所需特征需要的 regionprops().m 函数的 properities 的属性。分析可知，需要如下属性即 'Area'、'MajorAxisLength'、'MinorAxisLength'、'Eccentricity'、'Perimeter'、'Circularity'。

（2）根据属性写出如下函数。

stats = regionprops(BW, 'Area','MajorAxisLength','MinorAxisLength',
　　　　　　　　　　'Eccentricity','Perimeter','Circularity')

（3）结果展示（表 3-4）。

表 3-4　细胞核形态特征

图像	面积 / 像素	长轴 / 像素	短轴 / 像素	离心率	周长 / 像素	圆形度
图 3-10A	250	18.399 6	17.382 8	0.327 8	54.054 0	1.075 2
图 3-10B	529	39.194 1	17.740 1	0.885 6	88.135 0	0.855 8
图 3-10C	735	43.374 1	21.324 2	0.882 7	111.788 0	0.739 1

（4）结果分析：由表 3-4 分析可知，形状不同的细胞核圆形度和离心率不同，推测未来存在形状不同的细胞核时，或许可以使用形状特征进行区分。当然，任何形状不同的物体都可以尝试使用形状特征进行区分。

（贾宇霞）

第四节　特征分析

特征提取的目的是从图像中提取出有利于研究问题的特征，而且特征提取的结果将直接影响后续研究结果。针对医学研究中的不同问题，图像数据格式和数据处理目的也大不相同。因此，研究者需要针对具体研究问题和具体图像数据进行分析。

例如，对本章案例中提到的肿瘤细胞核分化程度的研究问题进行分析，需要从细胞核中提取合适的特征。细胞核的形态通常随细胞的分化和发育阶段而变化，并与局部肿瘤进展和预后有关，因此需要提取细胞核形态特征。细胞核染色颜色的变化反映了核内染色质的变化，因此可以提取细胞核的颜色特征和纹理特征。具体的特征提取过程可参考前述案例实现。

本章主要介绍了典型的图像特征提取方法。用于研究的特征不止这些，还有语义特征和深度特征等，如需提取这些特征，可以查阅相关资料进一步学习。此外，医学检查的血检结果和各种免疫组化的结果也可作为特征，用于具体问题的分析。

（李军）

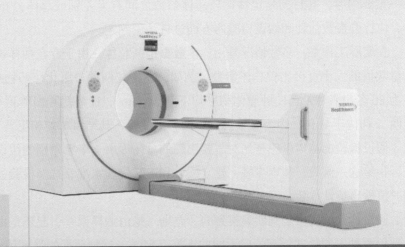

04

第四章

参数估计与
假设检验

根据医学图像的特征诊断疾病，其本质是一种统计推断。医学研究常采用抽样研究的方法，从某总体中随机抽取一个样本进行研究，并根据样本提供的信息推断总体的性质，这种方法即统计推断。统计推断包括两个重要内容：参数估计（parameter estimation）和假设检验（hypothesis testing）。

参数估计指由样本统计量估计总体参数，是统计推断的重要内容之一。常用的方法有点估计和区间估计。其中点估计是使用单一数值直接作为总体参数的估计值。区间估计是按预先给定的概率计算出一个区间，使它能够包含未知的总体参数。假设检验也称显著性检验，是统计推断的另一重要内容，其目的是定性比较总体参数之间有无差别或总体分布是否相同。进行统计推断时，应综合参数估计和假设检验两方面进行结论判定。

在实际工作中，多数情况是用样本数据推断总体，由于存在抽样误差，不能简单根据样本统计量数值的大小直接比较总体参数。例如，在比较两种口服化疗药物疗效的试验中，A、B两组各为80名患者，A药使肿瘤体积平均下降2.31cm^3，B药使肿瘤体积平均下降1.72cm^3，并不能说明A药优于B药，因为如果再重新做一次试验，其结果可能相反。

假设检验的基本思想是先对需要比较的总体提出一个无差别的假设，然后通过样本数据推断是否拒绝这一假设。基本步骤：建立假设和确定检验水准、选择检验方法和计算检验统计量、根据P值做出统计推断。

假设检验的实质是判断观察到的"差别"是由抽样误差引起还是由总体上的不同引起，目的是评价两种不同处理引起效应不同的证据有多强，这种证据的强度用概率P度量和表示。除t分布外，针对不同的资料还有其他各种检验统计量及分布，如F分布。应用这些分布对不同类型的数据进行假设检验的步骤相同，其差别仅是需要计算的检验统计量不同。

（马超宗）

第一节　参数估计

一、计量资料的统计描述

均值（mean）是集中趋势的度量，是将一组数据加总后除以数据个数得到的数据，也称为简单平均数（simple mean）。

设一组样本数据为$x_1, x_2, x_3, \cdots, x_n$，样本数据的总个数（即样本量）为$n$，用$\bar{x}$表示样本均值。其计算公式为：

$$\bar{x} = \frac{x_1 + x_2 + x_3 + \cdots + x_n}{n} = \frac{\sum_{i=1}^{n} x_i}{n} \tag{式4-1}$$

其中大写希腊字母Σ读作sigma，是求和符号。

例4-1　经过磁共振扫描，得到10例患者某种肿瘤的直径（单位：cm），分别为6.73，6.80，5.10，8.24，3.12，2.45，4.13，2.47，3.19，2.71，求平均肿瘤直径（保留小数点后两位数）。

解：算术平均数

$$\bar{x} = \frac{1}{10}(6.73 + 6.80 + 5.10 + 8.24 + 3.12 + 2.45 + 4.13 + 2.47 + 3.19 + 2.71) = 4.49(\text{cm})$$

使用 *mean* 函数求解一组样本数据 x 的算术平均值，其实现的 MATLAB 代码如下：

```
>> x = [6.73   6.80   5.10   8.24   3.12   2.45   4.13   2.47   3.19   2.71];
>> mean(x)
ans =
    4.4940
```

均值在统计学中具有重要的地位。由于均值使用原始数据的所有信息，相当于一组数据的"重心"，因此，在临床实际应用中非常广泛。如平均身高、平均体重、平均寿命。原始数据中任意一个数据发生改变，均值也会随之改变。如果一组数据中出现了极端值（极大值或者极小值），作为"重心"的均值就会向极端值倾斜，从而对平均水平的代表性造成较大影响。

方差（variance）是数据离散程度的度量，用来描述一组数据中每一个数值与该数据组均值的平均偏离程度。

设一组样本数据为 $x_1, x_2, x_3, \cdots, x_n$，样本数据的总个数（即样本量）为 n，用 s^2 表示方差。其计算公式为：

$$s^2 = \frac{\sum_{i=1}^{n}(x_i - \bar{x})^2}{n-1} \qquad (\text{式 4-2})$$

其中，$\bar{x}$ 是样本均值，$n-1$ 被称为自由度（degree of freedom）。自由度是统计学上的常用术语，表示允许自由取值的个数。这里的 $n-1$ 可以这样理解，由于 $(x_1 - \bar{x}), (x_2 - \bar{x}), \cdots (x_n - \bar{x})$ 的总和 $\Sigma(x_i - \bar{x}) = 0$，所以 $(x_1 - \bar{x})$ 中只有 $n-1$ 个可以自由取值，即"知 $n-1$ 项，便知 n 项"，因此自由度为 $n-1$。

例 4-2　计算例 4-1 数据的方差。

解：

$$s^2 = \frac{1}{10-1}[(6.73-4.49)^2 + (6.80-4.49)^2 + (5.10-4.49)^2 + \cdots + (3.19-4.49)^2 + (2.71-4.49)^2]$$

$$= \frac{39.90}{9} \approx 4.43$$

```
>> x = [6.73   6.80   5.10   8.24   3.12   2.45   4.13   2.47   3.19   2.71];
>> var(x)
ans =
    4.4328
```

使用 *var* 函数求解一组样本数据 x 的方差，其实现的 MATLAB 代码如下：

方差通过计算每一个数值和均值差值的平方和，从而避免了数据差值的正负抵消，再除以自由度，反映了一组数据在均值附近的平均离散程度。方差越小，说明一组数据在其均值附近分布越集中；方差越大，则数据在均值附近分布越分散，数据间的差异也就越大。

方差度量离散程度的缺点：①离散范围太大。在例2中，数值和均值之间的差值最多在 −2.04 到 3.75 之间，但方差是 4.43，表示的范围是 −4.43～ 4.43，大了很多；②例2方差的量纲是"cm^2"，与原数据单位不同。而标准差更好地解决了以上这些缺点。

标准差（standard deviation）也是数据离散程度的度量。用 s 表示标准差，标准差是方差的算术平方根。其计算公式为：

$$s = \sqrt{\frac{\sum_{i=1}^{n}(x_i - \bar{x})^2}{n-1}} \qquad （式4-3）$$

例4-3　计算例4-1数据的标准差。

解：标准差

$$s = \sqrt{s^2} = \sqrt{\frac{\sum_{i=1}^{n}(x_i - \bar{x})^2}{n-1}} = \sqrt{4.43} \approx 2.10$$

使用 std 函数求解一组样本数据 x 的方差，其实现的 MATLAB 代码如下：

```
>> x = [6.73   6.80   5.10   8.24   3.12   2.45   4.13   2.47   3.19   2.71];
>> std(x)
ans =
    2.1054
```

标准差的数值单位和原数据的单位一样，并且更加符合原数据的离散程度，也更容易理解，在实际问题描述中使用更频繁，它常被略称为英语首字母 $S.D.$ 或者 SD。

标准差是一个非负数，那么标准差是如何描述离散程度的呢？在统计学中，有一种符合绝大多数情况的"正常分布"，常以标准差为基准，距离均值 ±1 个标准差的范围内就包含了约 70% 的数据，距离均值 ±2 个标准差的范围就包含了 95% 的数据，距离均值 ±3 个标准差的范围就包含了几乎全部的数据。例4-1中的数据最大值为 8.24cm，距离平均值约 1.79 个标准差，其计算方法为 $[(数值-均值)\div标准差]$，即 $(8.24-4.49)\div 2.10 \approx 1.79$，属于在这组数据的一个正常离散范围内。如果数据距离平均值超过3个标准差，数据就比较"特殊"了。

均值描述了样本数值的集中程度，标准差描述了样本数值的离散程度，在样本数值描述中常见"均值±标准差"的表达形式，即 $\bar{x} \pm s$，这样能够更好地把握样本整体的数值特征。

二、均数的抽样误差与标准误

了解总体特征的最佳办法是对总体的每一个体进行观察、实验，但这在实际科研中往往不可行。一方面，大多数情况下，研究对象是无限总体，不可能对所有个体逐一观察；另一方面，即使是有限总体，有时因为总体的个体过多或者限于人力、物力、财力时间等原因，不可能也没有必要将所有个体逐一研究。于是采用抽样研究的方法，从总体中随机抽取一个或几个样本，通过样本信息了解总体特征，这种方法即统计推断（statistical inference）。由于存在个体差异，抽得样本的均数往往不太可能等于总体均数，因此通过样本推断总体会有误差。这种由个体差异产生、随机抽样造成的样本统计量与总体参数（parameter）的差异，称为抽样误差（sampling error）。同样，来自同一总体的若干统计量（如进行上述多次抽样得到的均数）间也存在抽样误差。在抽样研究中，抽样误差不可避免，其产生的根本原因是生物个体的变异性。例如，假设健康成年男子的红细胞数服从均数为 $\mu = 4.75 \times 10^{12} / \text{L}$，标准差为 $\sigma = 0.38 \times 10^{12} / \text{L}$ 的正态分布，现随机抽取 140 人，计算红细胞的样本均数为 $\bar{x} = 4.77 \times 10^{12} / \text{L}$，造成样本均数与总体均数不相等的原因即为抽样误差。可以设想，若再随机抽取 140 名成年男性进行测量，其平均红细胞数会是不同的结果。对于抽样研究，抽样误差是不可避免的。

如何能够精确估计成年男性红细胞数的总体均数呢？由于存在抽样误差，基于 140 例研究对象的样本均数不可能与总体均数完全相同，怎样才能知道估计值的准确程度？对此，可以利用抽样误差的分布规律进行分析。理论上可以证明，若从正态分布总体 $N(0,1)$ 中反复多次随机抽取样本含量固定为 n 的样本，那么这些样本均数 $\bar{x}$ 也服从正态分布，即 $\bar{x}$ 的总体均数仍为 μ，样本均数的标准差为 $\sigma / \sqrt{n}$。事实上，在样本含量 n 很大的情况下（如 $n \geqslant 50$），无论原始测量变量服从什么分布，$\bar{x}$ 的抽样分布都近似服从正态分布 $N(\mu, \sigma^2 / n)$，这就是中心极限定理。

统计学为了区别个体观察值之间变异的标准差与反映样本均数之间变异的标准差，将后者称为均数的标准误（standard error of mean）。显然，标准误小于原始测量值的标准差，标准误越小，说明估计越精确，因此，可以用均数的标准误表示均数抽样误差的大小。均数的标准误用符号 $\sigma_{\bar{x}}$ 表示，计算公式为

$$\sigma_{\bar{x}} = \frac{\sigma}{\sqrt{n}} \qquad （式4-4）$$

由式可见，在样本含量一定的情况下，均数的标准误与标准差成正比，说明当总体中各观测值变异较小时，抽到的样本均数 $\bar{x}$ 与总体均数 μ 可能相差较小，用 $\bar{x}$ 估计 μ 的可靠程度较高；当总体中各观测值变异较大时，抽到的样本均数 $\bar{x}$ 与总体均数 μ 可能相差很大，用 $\bar{x}$ 估计 μ 的可靠程度也相对较低。均数的标准误与样本含量的平方根 $\sqrt{n}$ 成反比，说明在同一总体中随机抽样，样本含量 n 越大，标准误越小。

在实际工作中，总体标准差 σ 往往未知，通常用样本标准差 S 估计，求得均数标准误的估计值 $S_{\bar{x}}$，计算公式为

$$S_{\bar{x}} = \frac{S}{\sqrt{n}} \qquad （式4-5）$$

三、t 分布

若某一随机变量 x 服从总体均数为 μ、总体标准差为 σ 的正态分布 $N(\mu, \sigma^2)$，则通过 u 变换（$\frac{x - \mu}{\sigma}$，也称为 Z 变换）可将一般正态分布转化成标准正态分布 $N(0, 1^2)$，即 u 分布（也称为 Z 分布）。同理，若样本含量为 n 的样本均数 $\bar{x}$ 服从总体均数为 μ、总体标准差为 $\sigma_{\bar{x}}$ 的正态分布

$N\left(\mu, \sigma_{\bar{x}}^2\right)$，则通过同样方式的 u 变换 $\left(\dfrac{\bar{x}-\mu}{\sigma_{\bar{x}}}\right)$ 也可以将其转换为标准正态分布 $N\left(0,1^2\right)$，即 u 分布。

在实际工作中，由于 $\sigma_{\bar{x}}$ 常未知，用 $S_{\bar{x}}$ 代替，则 $\left(\dfrac{\bar{x}-\mu}{S_{\bar{x}}}\right)$ 不再服从标准正态分布，而服从 t 分布（t-distribution）。即

$$t = \frac{x-\mu}{S_{\bar{x}}} = \frac{\bar{x}-\mu}{S/\sqrt{n}}, \quad v = n-1 \qquad （式4-6）$$

其中 v 称为自由度（degree of freedom），在数学上指能够自由取值的变量个数。如 $X + Y + Z = 18$，有三个变量，但是能够自由取值的只有两个，故其为自由度。在统计学中，自由度通常按照式4-7计算得到

$$v = n - m \qquad （式4-7）$$

式中 n 为计算某一统计量时用到的数据个数，m 为计算该统计量时用到其他独立统计量的个数。如式4-6中统计量 t 的计算，用到的数据个数为 n，因 S 的计算也有用到 $\bar{x}$，故用到的其他统计量只有 $\bar{x}$ 一个，其自由度 $v = n-1$。

t 分布最早由英国统计学家威廉·西利·戈赛特（William Sealey Gosset）于1908年以笔名"Student"发表，故又称为Student t 分布。它的发现开创了小样本统计推断的新纪元。t 分布主要用于总体均数的区间估计和 t 检验等。

t 分布是以0为中心的对称分布（图4-1）。由图4-1可以看出，t 分布曲线的形态变化与自由度 $v = n-1$ 有关。随着自由度 v 的增大，t 分布曲线越来越接近标准正态分布曲线；当 $v \to \infty$ 时，t 分布的极限分布就是标准正态分布。因此，t 分布曲线下面积95%的界值不是一个常量，它随着自由度大小不同而变化。

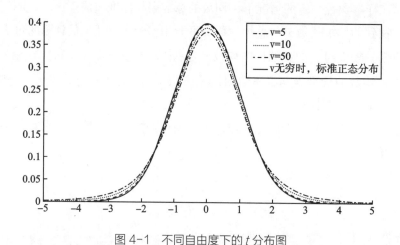

图4-1　不同自由度下的 t 分布图

四、总体均数的区间估计

参数估计指用样本指标值（统计量）推断总体指标值（参数），包含点估计（point estimation）和区间估计（interval estimation）两种方法。

点估计是用相应的样本统计量直接作为其总体参数的估计值，如用 $\bar{x}$ 估计相应的 μ，用 S 估计相应的 σ。其方法虽然简单，但未考虑抽样误差的大小。

区间估计指按预先给定的概率，计算出一个区间，使它能够包含未知的总体参数。事先给定的概率 $1-\alpha$ 称为可信度（通常取 0.95 或 0.99），计算得到的区间称为可信区间或置信区间（confidence interval，CI）。可信区间通常由两个数值界定的可信限（confidence limit）构成，其中数值较小的一方称为下限，数值较大的一方称为上限。总体均数估计的 95% 可信区间表示该区间包括总体均数 μ 的概率为 95%，即若作 100 次抽样算得 100 个可信区间，则平均有 95 个可信区间包括 μ（估计正确），只有 5 个可信区间不包括 μ（估计错误）。

可信区间估计的效果，一是由可信度 $1-\alpha$ 来反映其准确度，即计算出的区间包括总体均数 μ 的概率大小，其值越接近 1 越好；二是由区间的宽度来反映其精密度，区间越窄，说明估计越精确。在样本含量一定的情况下，二者是矛盾的，若仅考虑提高可信度，则使估计的区间变宽，从而降低了使用可信区间的价值。一般情况下，95% 可信区间较为常用；在可信度确定的情况下，增加样本量可以缩小区间宽度。

总体均数 μ 可信区间的计算公式可以利用 $\bar{x}$ 的抽样分布获得。实际上，总体均数可信区间的计算方法，根据总体标准差 σ 是否已知，以及样本量 n 的大小而有所不同。

（一）σ 已知

如果变量 x 服从均数为 μ、标准差为 σ 的正态分布，则

$$z = \frac{\bar{x} - \mu}{\sigma / \sqrt{n}} \tag{式 4-8}$$

服从标准正态分布。按照标准正态分布规律，95% 的 z 值在 -1.96 和 1.96 之间，即

$$P\left(-1.96 \leqslant \frac{\bar{x} - \mu}{\sigma / \sqrt{n}} \leqslant 1.96\right) = 0.95 \tag{式 4-9}$$

$$P\left(\bar{x} - 1.96\sigma_{\bar{x}} \leqslant \mu \leqslant \bar{x} + 1.96\sigma_{\bar{x}}\right) = 0.95$$

从而得到 95% 可信区间：

$$\left(\bar{x} - 1.96\sigma_{\bar{x}}, \bar{x} + 1.96\sigma_{\bar{x}}\right) \tag{式 4-10}$$

更一般的情况：

$$\left(\bar{x} - z_{\alpha/2}\sigma_{\bar{x}}, \bar{x} + z_{\alpha/2}\sigma_{\bar{x}}\right) \tag{式 4-11}$$

其中 $z_{\alpha/2}$ 为标准正态分布的双侧界值，即标准正态分布左右两侧概率相加为 α 时对应的上侧界值。若取 $1-\alpha = 0.95$，则为总体均数的 95% 可信区间；或取 $1-\alpha = 0.99$，则为总体均数的 99% 可信区间。需要注意的是，μ 不是一个随机变量，而是包含在可信区间内的一个参数值。

例 4-4 车间生产的滚珠直径服从正态分布，随机抽取某天生产的 6 个滚珠，测得直径（单位：mm）分别为 14.6、15.1、14.9、14.8、15.2、15.1。若这天产品直径的标准差 $\sigma^2 = 0.06$，求这一天生产滚珠平均直径 μ 的可信区间（$\alpha = 0.05$）。

解：$\sigma^2 = 0.06$，平均直径 μ 的 $1-\alpha$ 的可信区间为 $(\bar{x} - z_{\alpha/2}\sigma_{\bar{x}}, \bar{x} + z_{\alpha/2}\sigma_{\bar{x}})$，$\sigma_{\bar{x}} = \dfrac{\sigma}{\sqrt{n}}$，当 $\alpha = 0.05$ 时，查得正态分布表 $z_{\alpha/2} = 1.96$，求得 μ 的 95% 可信区间为 $(14.75, 15.15)$。其实现的 MATLAB 代码如下：

```
>> clear all;
x = [14.6,15.1,14.9,14.8,15.2,15.1];
n = length(x);
m = mean(x);    % 求样本均值
sigma2 = 0.06;    % sigma2 表示标准差
dd = norminv(0.975)*sqrt(sigma2)/sqrt(n);
a = m-dd;    % 求可信下限
b = m+dd;    % 求可信上限
[a,b]
[h,P,CI,zval] = ztest(x,0.5,0.015,0.05,0)
```

输出结果如下：

```
ans =
    14.7540    15.1460
```

其中 $norminv(0.975)$ 的结果是可信水平 $\alpha = 0.05$ 的双侧检验的 z 值。

（二）σ 未知

事实上，总体标准差 σ 通常是未知的，此时用其估计量 S 代替 σ，但

这种情况下，$(\bar{x} - \mu)/(S/\sqrt{n})$ 已经不再服从标准正态分布，而是服从 t 分布。

计算可信区间的原理与 σ 已知情况完全相同，仅是两侧概率的界值有一些差别。按 t 分布规律，$100\% \times (1-\alpha)$ 的 i 值在 $-t_{\alpha/2, v}$ 和 $t_{\alpha/2, v}$ 之间，即

$$P\left(-t_{\alpha/2, v} \leqslant \frac{\bar{x} - \mu}{S/\sqrt{n}} \leqslant t_{\alpha/2, v}\right) = (1-\alpha) \qquad （式 4-12）$$

将上式写成可信区间：

$$\left(\bar{x} - t_{\alpha/2, v} S_{\bar{x}}, \bar{x} + t_{\alpha/2, v} S_{\bar{x}}\right) \qquad （式 4-13）$$

需要注意的是，在小样本情况下，应用这一公式的条件是原始变量 x 服从正态分布。

例 4-5　如果例 4-4 中，这一天产品的直径的方差未知（即 σ^2 未知），求这一天生产滚珠平均直径 μ 的可信区间（$\alpha = 0.05$）。

解：可信区间的公式为 $\left(\bar{x} - t_{\alpha/2, v} S_{\bar{x}}, \bar{x} + t_{\alpha/2, v} S_{\bar{x}}\right)$，其实现的 MATLAB 代码如下：

```
>> clear all;
x = [14.6,15.1,14.9,14.8,15.2,15.1];
n = length(x);
m = mean(x);   % 求样本均值
S = std(x);    % 求样本标准差
dd = S*tinv(0.975,5)/sqrt(n);
[a,b]
```

输出结果如下：

```
ans =
    14.7130    15.1870
```

其中 $tinv(0.975,5)$ 的结果是可信水平 $\alpha = 0.05$，自由度 $i = 5$ 时双侧检验的 $t_{0.025,5}$ 值。

当 $\alpha = 0.01$ 时，求得 μ 的 95% 可信区间为 $(14.713\,0,15.187\,0)$。

在大样本情况下（如 $n > 50$），无论变量 x 是否服从正态分布，按照中心极限定理，$\bar{x}$ 都服从正态分布，同时 t 分布逼近标准正态分布。可信区间可以用以下公式近似计算：

$$\left(\bar{x} - z_{\alpha/2,v}S_{\bar{x}}, \bar{x} + z_{\alpha/2,v}S_{\bar{x}}\right) \qquad （式4-14）$$

（苏文杰）

第二节　假设检验

一、假设检验的基本步骤

（一）建立假设和确定检验水准

假设检验包括无效假设（null hypothesis）和备择假设（alternative hypothesis）。无效假设符号为 H_0，指需要检验的假设，如神经母细胞瘤的细胞核与正常细胞的细胞核体积大小没有差别。

$$H_0: \mu_d = 0$$

这一假设通常与要验证的结论相反，是计算检验统计量和 P 值的依据。

备择假设符号为 H_1，是在 H_0 成立证据不足的情况下而被接受的假设。若两种细胞核体积大小存在差异，可表示为

$$H_1: \mu_d \neq 0$$

备择假设有双侧和单侧两种情况。双侧检验指无论是正方向还是负方向的误差，若显著超出

界值，则拒绝 H_0 ，$H_1: \mu_d \neq 0$ 即为双侧检验。单侧检验指仅在正方向或负方向误差超出规定的界值时则拒绝 H_0 ，如经母细胞瘤的细胞核体积大于正常细胞的假设可表示为

$$H_1: \mu_d > 0 \text{ 或 } H_1: \mu_d < 0$$

双侧检验和单侧检验应根据研究目的和专业知识而定。例如，比较两种化疗药物的疗效，因无法判断两种药物的优劣，应选用双侧检验；如果是检验一种药物的化疗作用，因为药物一般总是能使肿瘤变小而不是升高，这时可以采用单侧检验。由于双侧检验将拒绝域的概率等分在 t 分布两侧的尾部，因此单侧检验的 t 界值（绝对值）总是小于双侧检验所用的界值。对同一样本，双侧检验得出有统计学显著差异的结论，单侧检验也一定是具有统计学意义的，因而在实际应用中，使用较多的是双侧检验。

建立检验假设的同时，还必须给出检验水准。检验水准亦称显著性水准（significant level），是预先规定的拒绝域的概率值，用 α 表示。在实际应用中，一般取 $\alpha = 0.05$ 或 $\alpha = 0.01$ 。显然，α 值越大，越容易得出有差别的结论。

（二）选择检验方法和计算检验统计量

根据资料类型、研究设计方案和统计推断的目的，选择适当的检验方法和计算公式。许多假设检验方法是以检验统计量命名的，如 t 检验，z 检验、F 检验等。

（三）根据 P 值做出统计推断

查表得到检验用的临界值，然后将算得的统计量与拒绝域的临界值作比较，确定 P 值。如对双侧 t 检验 $|t| \geq t_{\alpha/2, v}$ ，则 $P \leq \alpha$ ，按 α 检验水准拒绝 H_0 ，接受 H_1 ；若 $P > \alpha$ ，则不能拒绝 H_0 。P 值是假设检验下结论的主要依据，其含义指在无效假设 H_0 成立的条件下，观察到的比现有样本更极端情况的概率，也就是拒绝 H_0 的风险，如果此风险足够小，就可以安全地拒绝无效假设。因此，P 值越小，越有理由拒绝 H_0 ，认为总体之间有差别的统计学证据越充分。需要注意的是，不拒绝 H_0 ，不等于支持 H_0 成立，仅表示现有的样本信息不足以拒绝 H_0 。

做出结论时，通常使用"差异有无统计学意义"进行表述。由于统计软件的应用和普及，最好列出精确的 P 值，以便对检验结果的可靠性做出准确判断。当软件输出的 P 值结果为 0.000 时，应写成 $P < 0.001$ 。在没有统计软件的情况下，也可以通过查阅检验统计量的界值表得到 P 值的所在范围。

二、假设检验中的两类错误

假设检验采用小概率反证法的思想，根据 P 值做出的推断结论具有概率性，因此其结论不可能完全正确，可能发生两类错误（表 4-1）。

表 4-1 统计推断的两类错误及其概率

客观实际	假设检验的结果	
	拒绝 H_0	接受 H_0
H_0 成立	Ⅰ型错误（α）	推断正确（$1-\alpha$）
H_1 成立	推断正确（$1-\beta$）	Ⅱ型错误（β）

Ⅰ型错误：拒绝了实际上成立的 H_0，这类"弃真"的错误称为Ⅰ型错误。前面所讲的检验水准，就是预先规定的允许犯Ⅰ型错误概率的最大值。Ⅰ型错误概率大小也用 α 表示。α 可取单尾，亦可取双尾。假设检验时，研究者可根据不同研究目的来确定 α 值的大小。如规定 $\alpha = 0.05$，当 H_0 实际成立而拒绝 H_0 时，则理论上 100 次检验中平均有 5 次发生这样的错误。

Ⅱ型错误：Ⅱ"接受"了实际上不成立的 H_0，这类"取伪"的错误称为Ⅱ型错误。其概率大小用 β 表示。β 只取单尾，β 值的大小一般未知，须在知道两总体差值 σ（如 $\mu_1 - \mu_2$ 等）、α 及 n 时，才能算出。

图 4-2 以单样本 u 检验来说明两类错误。设 $H_0: \mu = \mu_0$，$H_1: \mu < \mu_0$。若 μ 确实等于已知总体均数 μ_0，即实际上 H_0 成立，但由于抽样误差的偶然性，得到了较大的 u 值（指绝对值），使 $u \geq u_\alpha$，按所取检验水准 α，拒绝 H_0，接受 H_1，结论为 $\mu < \mu_0$。此推断当然是错误的，该错误就是Ⅰ型错误。相反，若 μ 确实小于 μ_0，即实际上 H_0 不成立，H_1 成立，由于抽样误差的偶然性，得到了较小的 u 值，使得 $u < u_\alpha$，按所取检验水准 α，不拒绝 H_0 实际应用时，将其当作"接受" H_0，此推断错误就是Ⅱ型错误。

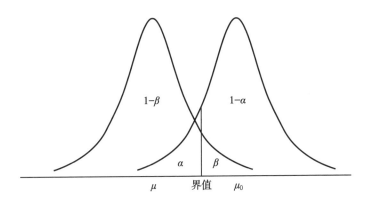

图 4-2　Ⅰ型错误与Ⅱ型错误示意图

$1-\beta$ 称为检验效能（power of test），其意义为当两总体确有差异时，按规定检验水准 α 所能发现该差异的能力。与 β 一样，$1-\beta$ 只取单尾。如 $1-\beta = 0.90$，表示若两总体确有差别，则理论上平均每 100 次检验中，有 90 次能够得出差异有统计学意义的结论。从图 4-2 中可看出，α 愈小，β 愈大；反之，α 愈大，β 愈小。若要同时减小Ⅰ型错误 α 以及Ⅰ型错误 β，唯一的方法就是增加样本含量 n。若重点是减少Ⅰ型错误 α（如一般的假设检验），一般取 $\alpha = 0.05$；若重点是减少Ⅱ型错误 β（如方差齐性检验、正态性检验或想用一种方法代替另一种方法的检验等），一般取 $\alpha = 0.10$ 或 0.20，甚至更高。注意：拒绝 H_0，只可能犯Ⅰ型错误，不可能犯Ⅱ型错误；"接受" H_0，只可能犯Ⅱ型错误，不可能犯Ⅰ型错误。

三、假设检验的注意事项

（1）要有严密的研究设计：这是假设检验的前提。对比组间应均衡，具有可比性，也就是除对比的主要研究因素（如临床试验用新药和对照药）不同外，其他可能影响结果的因素（如年龄、性别、病程、病情轻重等）在对比组间应相同或相近。保证均衡性的方法主要是从同质总体中随机抽取样本，或随机分配样本。

（2）不同类型的资料应选用不同的检验方法：应根据分析目的、资料类型和分布、设计方案的种类、样本含量大小等选用适当的检验方法。如配对设计的计量资料采用配对 t 检验；而对完全随机设计的两样本计量资料，若为小样本且方差齐，则选用双样本 t 检验。

（3）正确理解"显著性"一词的含义：差异有统计学意义，过去称差异有"显著性"，不能理解为差异大。一般假设检验的结果并不能推断两个（或多个）总体参数差异的大小，只能推断其是否有差异，因此采用差异"有无统计学意义"一词表达。

（4）结论不能绝对化：由于统计结论具有概率性质，故不要使用"肯定""一定""必定"等词。在报告结论时，最好列出检验统计量的值，尽量写出具体 P 值或 P 值的确切范围，如 $P=0.023$ ，而不要简单写成 $P<0.05$ ，以便读者与同类研究进行比较或进行循证医学研究时采用 $meta$ 分析。

（5）统计"显著性"与医学基础、临床、生物学"显著性"：统计"显著性"对应于统计结论，而医学基础、临床、生物学"显著性"对应于专业结论。假设检验是为专业服务的，统计结论必须与专业结论有机结合，才能得出恰如其分、符合客观实际的最终结论。若统计结论与专业结论一致，则最终结论就与这两者均一致（即均有或无意义）；若统计结论与专业结论不一致，则最终结论应根据实际情况加以考虑。当统计结论有意义而专业结论无意义时，可能由于样本含量过大或设计存在问题，则最终结论就没有意义。例如，欲比较 A、B 两种化疗药物的化疗效果，选取了肿瘤患者各 120 名随机服用 A、B 两药，分别测定两组患者服药后肿瘤体积的改变值，做双样本 t 检验得 $t=6.236$，$P<<0.001$，差异有统计学意义。但如果 A、B 两组患者服药后肿瘤体积改变值之差较小，未达到有临床意义的差值，则最终结论没有意义。相反，当统计结论无意义，而专业结论有意义时，则应当检查设计是否合理、样本含量是否足够。

四、假设检验和区间估计的关系

假设检验与区间估计是统计推断的两个方面，前者是对两总体关系的一个定性决策，而后者是对参数关系的定量概率描述。对于同一数据，两者可得到同样的结论。例如，前述两种药物疗效差值的问题，若差值总体均数 $1-\alpha$ 可信区间不包含 0，则按照相同 α 检验水准也可能得到拒绝 H_0 的推断结论。假设检验可以报告确切的 P 值来提供拒绝检验假设 H_0 的证据可靠性，可信区间只能在预先确定的可信度上进行推断。对于非统计专业者而言，P 值及假设检验流程给出了对于检验假设 H_0 易于操作的是非判断依据，但是，仅仅根据 P 值给出推断结论是不全面的，尤其是当样本量很大时，更应同时参考可信区间的结果（某些情况下，对于任意大的样本量，P 值可以任意小），此时假设检验的意义不大。可信区间在回答差异有无统计学意义的同时，还可以提示差别是否具有实际意义。例如，根据某种化疗药物治疗前后疗效差值的可信区间大小，可结合专业知识判断在数量上此药物是否发生有临床价值的改善。而假设检验仅可回答前后差值是否有统计学意义，无法判断这种改变是否有专业价值。如图 4-3 所示，在 5 个研究中，研究 1、研究 2 和研究 3 具有统计学意义，但只有研究 1 具有实际意义。

由上可知，可信区间与相应的假设检验既能提供相互等价的信息，又有各自不同的功能。将可信区间与假设检验结合起来，可以提供更为全面、完整的信息。在报告假设检验结论的同时，应报告相应区间估计的结果。

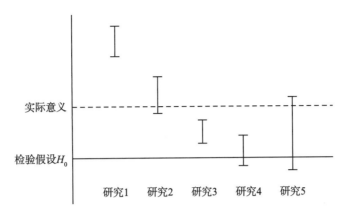

图 4-3　假设检验与可信区间的关系示意图

（马超宗）

第三节　t 检验

在计量资料的假设检验中，简单且常用的方法是 t 检验。在实际应用过程中，应该熟练掌握各种检验方法的用途、使用条件和注意事项。

当 σ 未知且样本含量较小时，理论上要求 t 检验的样本随机取自正态分布的总体。两小样本均数比较时，还要求两样本所对应的两总体方差相等，即方差齐性。在实际应用中，如果与上述条件略有偏离，对结果的影响也不大。当样本含量 n 值较大时，t 值接近 u 值，有人将其称为 u 检验或 Z 检验，实际上它是 t 检验的特例。

一、单样本 t 检验

单样本 t 检验（one sample t-test）又称单样本均数 t 检验，适用于来自正态分布的某个样本均数 $\bar{x}$ 与已知总体均数 μ_0 的比较，其比较目的是检验样本均数 $\bar{x}$ 所代表的总体均数 μ 是否与已知总体均数 μ_0 有差别。已知总体均数 μ_0，一般为标准值、理论值或经大量观察得到的较稳定的参数。

单样本 t 检验用于总体标准差 σ 未知的资料，其统计量 t 值按式（4-15）计算：

$$t = \frac{\bar{x} - \mu}{S_{\bar{x}}} = \frac{\bar{x} - \mu}{S / \sqrt{n}}, v = n - 1 \qquad （式 4-15）$$

其中 S 为样本标准差，n 为样本含量。

例 4-6　某车间用一台包装机包葡萄糖，每袋装的糖重是一个随机变量，服从正态分布。当机器正常工作时，其均值为 0.5kg，标准差未知。某日开工为了检验机器是否工作正常，随机抽取包装完毕的 9 袋葡萄糖，称其重量（单位：kg）分别为 0.498、0.505、0.512、0.489、0.521、0.543、0.481、0.52、0.511。

问这台机器工作是否正常？

总体标准差未知，调用 *test* 函数实现 *t* 检验，其实现的 MATLAB 程序如下：

```
>> x = [0.498,0.505,0.512,0.489,0.521,0.543,0.481,0.52,0.511];
[h,P,CI,T] = ttest(x,0.5,0.05,0)
```

输出结果如下：

```
h =
     0
P =
     0.1886
CI =
     0.4946        0.5232
T =
   包含以下字段的 struct:
   tstat: 1.4370
     df: 8
     sd: 0.0186
```

结果表明：$h = 0$，说明在可信水平 $\alpha = 0.05$ 条件下，可以接受原假设，即认为包装机工作正常。

二、两独立样本 *t* 检验

在实际工作中，经常会遇到两个正态总体均值比较的问题，即两个正态总体的均值假设检验的问题。两样本 *t* 检验又称为成组 *t* 检验（two-sample t-test），适用于完全随机设计两样本均数的比较，此时关心两样本均数所代表的两总体均数是否相等。两组完全随机设计是将受试对象完全随机分配到两个不同的处理组。

设有两个独立的正态样本 $x \sim n\left(\mu_1, \sigma_1^2\right)$、$y \sim n\left(\mu_2, \sigma_2^2\right)$，$x_1, x_2, \cdots x_{n1}$ 与 $y_1, y_2, \cdots y_{n1}$ 分别为 X 和 Y 的样本，$\bar{x}$、$\bar{y}$、$\bar{s}_1$、$\bar{s}_2$ 是对应的样本均值和样本方差。常见的关于均值的假设检验如下：

$H_0: \mu_1 = \mu_2$，$H_1: \mu_1 \neq \mu_2$（称为双边检验，H_1 可以省略不写）。

$H_0: \mu_1 = \mu_2$，$H_1: \mu_1 > \mu_2$ 或 $H_0: \mu_1 \leqslant \mu_2$、$H_1: \mu_1 > \mu_2$（称为右边检验）。

$H_0: \mu_1 = \mu_2$，$H_1: \mu_1 < \mu_2$ 或 $H_0: \mu_1 \geqslant \mu_2$、$H_1: \mu_1 < \mu_2$（称为左边检验）。

以 σ_1^2、σ_2^2 未知，但是 $\sigma_1^2 = \sigma_2^2$ 为例，讨论检验假设 $H_0: \mu_1 = \mu_2$，$H_1: \mu_1 \neq \mu_2$。

当两个总体方差 σ_1^2 和 σ_2^2 未知但相等时，即 $\sigma_1^2 = \sigma_2^2 = \sigma^2$，需要利用两个样本方差合并估计总体方差，记为 s_p^2，具体公式为：

$$s_p^2 = \frac{(n_1 - 1)s_1^2 + (n_2 - 1)s_2^2}{n_1 + n_2 - 2}$$

（式 4-16）

$$s_1^2 = \frac{\sum_{i=1}^{n}(x_i-\overline{x})^2}{n_1-1}, s_2^2 = \frac{\sum_{i=1}^{n}(x_i-\overline{x})^2}{n_2-1}$$

用 s_p^2 代替 σ_1^2 和 σ_2^2，两个样本均值之差 $(\overline{x}_1-\overline{x}_2)$ 经过标准化后得到统计检验量：

$$t = \frac{(\overline{x}_1-\overline{x}_2)-(\mu_1-\mu_2)}{s_p\sqrt{1/n_1+1/n_2}}$$ （式 4-17）

服从自由度为 (n_1+n_2-2) 的 t 分布。

于是，对于给定的显著性水平 α，查 t 分布表，取临界值 $t_{\frac{\alpha}{2}}(n_1+n_2-2)$，由 $P\left(|t|\geqslant t_{\frac{\alpha}{2}}(n_1+n_2-1)\right)=\alpha$，得到 H_0 的拒绝域为 $|t_0|\geqslant t_{\frac{\alpha}{2}}(n_1+n_2-2)$。

在 MATLAB 中提供 $ttest2$ 函数实现两个样本均值差异的 t 检验。其调用格式如下：

```
[h,P,CI,stats] = ttest2(x,y,alpha,tail)
输入参数：
x,y: 是两个向量。
alpha：指定显著水平为 alpha，常用 0.05。
tail：用 tail 指定双边检验还是单边检验，它的可能取值为字符串 'both'、'right'、'left'，对
应的对立假设分别为双侧检验、右尾检验、左尾检验。
```

输出结果如下：

```
h：如果接受原假设，即认为两个总体的均数相等，则返回 h = 0；否则返回 h = 1。
P：P 值很小则拒绝原假设。
CI：可信区间
stats: 是结构体变量，其取值如下：
tstat：两个正态总体均值的比较 t 检验统计量观察值。
df：两个正态总体均值的比较 t 检验的测试自由度。
sd：两个正态总体均值的比较 t 检验的样本的标准差。
```

例 4-7 在平炉上进行一项实验以确定改变操作方法是否会增加钢的产率，实验是在同一个平炉上进行的。除操作方法外，其他条件尽可能保持一致，标准方法和改良方法各炼 10 炉，其产率分别如下：

标准方法：77.9, 78.3, 76.8, 80.3, 72.1, 73.7, 71.0, 69.2, 80.1, 77.4

改良方法：79.8, 80.7, 79.3, 82.1, 79.3, 78.7, 80.4, 81.2, 79.2, 80.3

设这两个样本相互独立，且分别来自正态总体 $N(\mu_1,\sigma_1^2)$ 与 $N(\mu_2,\sigma_2^2)$。请问改良方法能否提高产率（取 $\alpha=0.05$）？

在可信水平 $\alpha=0.05$ 条件下检验假设：$H_0:\mu_1=\mu_2, H_1:\mu_1<\mu_2$，此时选择 tail = -1。

其实现的 MATLAB 代码如下：

```
>> clear all;
x = [77.9 78.3 76.8 80.3 72.1 73.7 71.0 69.2 80.1 77.4];
y = [79.8 80.7 79.3 82.1 79.3 78.7 80.4 81.2 79.2 80.3];
[h P CI stats] = ttest2(x,y,0.05,-1)
```

输出结果如下：

```
h =
    1
P =
    0.0014
CI =
    -Inf    -2.2012
stats =
  包含以下字段的 struct:
    tstat: -3.4543
    df: 18
    sd: 2.8612
```

结果 $h = 1$ 表明，在可信水平 $\alpha = 0.05$ 条件下拒绝原假设，$P = 0.0014$ 表明两个总体均值相等的概率小，因此认为改良方法比标准方法提高了产率。

三、配对样本 t 检验

配对样本 t 检验，简称配对 t 检验（paired/matched t-test），适用于配对设计的计量资料。在有些实际问题中，数据是成对出现的，常在相同条件下对比实验，得到一组成对的观察值。在配对样本中，由于两个样本数据是一一对应的，两个样本的样本量相等 $(n_1 = n_2 = n)$，因此，用 d 表示两两配对数据的差值（即 $d = x_1 - x_2$），$\bar{d}$ 表示各差值的均值，两个总体配对差值的方差记为 σ_d^2，两个样本配对差值的方差记为 s_d^2。

假定两个总体的配对差值服从正态分布，当 σ_d^2 未知时，用 s_d^2 代替，$\bar{d}$ 经过标准化后得到检验统计量：

$$t = \frac{\bar{d} - (\mu_1 - \mu_2)}{s_d / \sqrt{n}}$$

（式 4-18）

服从自由度为 $(n-1)$ 的 t 分布。结合指定的显著性水平 α，配对样本 t 检验与单个总体均值的 t 检验完全相同。

下面通过具体问题来说明这种比较方法。

例 4-8 某制药公司生产了一种新型降压药,称有明显的降低舒张压作用。现有 9 名高血压患者服用此药治疗,治疗前后的舒张压(单位:kPa)如表 4-2 所示。试问能否认为该药有降低舒张压的作用? 显著性可信水平 $\alpha = 0.05$。

表 4-2 某新型降压药的降压作用

编号	1	2	3	4	5	6	7	8	9
治疗前 x_1	12.768	13.034	14.869	14.364	13.566	13.034	13.300	14.098	13.300
治疗后 x_2	11.704	13.034	14.364	13.566	13.034	13.300	12.768	13.566	12.236
$d = x_1-x_2$	1.064	0	0.505	0.798	0.532	-0.266	0.532	0.532	1.064

解: 假设该新药不影响舒张压的变化,即治疗前后差数的均数是从差数为 0 的总体中随机抽得的。由此待检验假设为 $H_0 : \mu_d = 0, H_1 : \mu_d > 0$,此为右侧检验。

在 MATLAB 中调用 *ttest* 实现配对样本 *t* 检验,其实现的代码如下:

```
>> clear all;
x₁ = [12.768 13.034 14.869 14.364 13.566 13.034 13.300 14.098 13.300];
x₂ = [11.704 13.304 14.364 13.566 13.034 13.300 12.768 13.566 12.236];
[h P CI t] = ttest(x₁,x₂,0.05,1)
```

输出结果如下:

```
h =
     1
P =
     0.0077
CI =
     0.1963      Inf
t =
  包含以下字段的 struct:
    tstat: 3.0655
    df: 8
    sd: 0.4883
[h P CI t] = ttest(x1,x2,0.05,1)
```

结果 $h = 1$ 表明,在可信水平 $\alpha = 0.05$ 条件下拒绝原假设,即认为该新药有降低舒张压的作用。

配对样本 *t* 检验是单样本 *t* 检验的一种特例。其实现的代码如下:

```
>> x = x1-x2
[h P CI t] = ttest(x,0,0.05,'right')
```

输出结果如下：

```
x =
    1.0640   -0.2700   0.5050   0.7980   0.5320   -0.2660   0.5320   0.5320   1.0640
h =
    1
P =
    0.0077
CI =
    0.1963        Inf
t =
    包含以下字段的 struct:
    tstat: 3.0655
    df: 8
    sd: 0.4883
```

结果 $h = 1$ 表明，在可信水平 $\alpha = 0.05$ 条件下拒绝原假设，即认为该新药有降低舒张压的作用。

（苏文杰）

第四节 方差分析

一、完全随机设计的方差分析

完全随机设计（completely random design）是一种将实验对象随机分配到不同处理组的单因素设计方法。该设计只考察一个处理因素，通过对该因素不同水平组间均值的比较，推断该处理因素不同水平之间的差异是否具有统计学意义。完全随机设计的数据结构一般形式见表 4-3。其中 k 为处理因素的水平数，x_{ij} 为处理因素第 i 水平的第 j 个观测值，$n_i (i = 1, 2, \cdots, k)$ 为处理因素第 i 水平组的观测例数，n 为总例数，$\bar{x}_i$ 为处理因素第 i 水平组的均数，$\bar{x}$ 为全部观测值的均数，S_i^2 为处理因素第 i 水平组的方差，S^2 为全部观测值的方差。

表 4-3　完全随机设计方差分析的数据结构

	处理因素						合计
	水平 1	水平 2	⋯	水平 i	⋯	水平 k	
	x_{11}	x_{21}	⋯	x_{i1}	⋯	x_{k1}	
	x_{12}	x_{22}	⋯	x_{i2}	⋯	x_{k2}	
	x_{1j}	x_{2j}	⋯	x_{ij}	⋯	x_{kj}	
	x_{1n}	x_{2n}	⋯	x_{in}	⋯	x_{kn}	
n_i	n_1	n_2	⋯	n_i	⋯	n_k	n
$\bar{x}_i$	$\bar{x}_1$	$\bar{x}_2$	⋯	$\bar{x}_i$	⋯	$\bar{x}_k$	$\bar{x}$
S_i^2	S_1^2	S_2^2	⋯	S_i^2	⋯	S_k^2	S^2

表 4-2 中，n 个观测值彼此不同，可以用方差反映其变异程度。方差的分子部分为 n 个观测值的离均差平方和，称为总变异（记为 $SS_{总}$），对此可以作如下分解：

$$SS_{总} = \sum_{i=1}^{k}\sum_{i=1}^{n_i}\left(X_{ij} - \bar{X}\right)^2 = \sum_{i=1}^{k}\sum_{j=1}^{n_i}\left[\left(x_{ij} - \bar{x}_i\right) - \left(\bar{x}_i - \bar{x}\right)\right]^2$$

$$= \sum_{i=1}^{k}n_i\left(\bar{x}_i - \bar{x}\right)^2 + \sum_{i=1}^{k}\sum_{j=1}^{n_i}\left(x_{ij} - \bar{x}_i\right)^2 + 2\sum_{i=1}^{k}\sum_{j=1}^{n_i}\left(x_{ij} - \bar{x}_i\right)\left(\bar{x}_i - \bar{x}\right)$$

其中

$$2\sum_{i=1}^{k}\sum_{j=1}^{n_i}\left(x_{ij} - \bar{x}_i\right)\left(\bar{x}_i - \bar{x}\right) = 0$$

故

$$SS_{总} = \sum_{i=1}^{k}n_i\left(\bar{x}_i - \bar{x}\right)^2 + \sum_{i=1}^{k}\sum_{j=1}^{n_i}\left(x_{ij} - \bar{x}_i\right)^2$$

其中，$\sum_{i=1}^{k}n_i\left(\bar{x}_i - \bar{x}\right)^2$ 称为组间变异，记为 $SS_{组间}$，反映了处理因素各个水平组间的差异，同时也包含了随机误差；$\sum_{i=1}^{k}\sum_{j=1}^{n_i}\left(x_{ij} - \bar{x}_i\right)^2$ 称为组内变异，记为 $SS_{组内}$，反映了各组内样本的随机波动。由此可见，总变异 $SS_{总}$ 可以分解为组间变异 $SS_{组间}$ 和组内变异 $SS_{组内}$，即

$$SS_{总} = SS_{组间} + SS_{组内} \tag{式 4-19}$$

其中，总变异自由度 $\nu_{总} = n-1$，组间变异自由度 $\nu_{组间} = k-1$，组内变异自由度 $\nu_{组内} = n-k$。对于自由度，同样有

$$\nu_{总} = \nu_{组间} + \nu_{组内} \tag{式 4-20}$$

上述各部分变异除以相应自由度，得到相应平均变异，即方差（通常称均方）。

$$MS_{组间} = \frac{SS_{组间}}{\nu_{组间}} = \frac{SS_{组间}}{k-1} \tag{式 4-21}$$

组内（误差）均方为

$$MS_{\text{组内}} = \frac{SS_{\text{组内}}}{v_{\text{组内}}} = \frac{SS_{\text{组内}}}{n-k}$$（式 4-22）

检验各处理组均值之间有无差异可以通过比较 $MS_{\text{组间}}$ 和 $MS_{\text{组内}}$ 实现。$MS_{\text{组间}}$ 和 $MS_{\text{组内}}$ 之比即构成了方差分析的统计量，即

$$F = \frac{MS_{\text{组间}}}{MS_{\text{组内}}}$$（式 4-23）

可以证明，当检验假设 H_0 成立时，统计量 F 服从自由度为 $(k-1, n-k)$ 的 F 分布。F 值接近 1，可认为均值的差异只源于随机波动，而非处理因素作用；F 值大于 1 并且 $F > F_{a(k-1, n-k)}$，$P < \alpha$，则按 α 水准拒绝 H_0，表明有随机波动之外的处理因素造成了均值的差异。

例 4-9　在评价某药物安全性的临床试验中，将符合纳入标准的 30 名健康志愿者随机分为 3 组，每组 10 名，各组注射剂量分别为 0.5U、1U 和 2U，观察 48h 部分凝血活酶时间（s），结果见表 4-4。试问不同剂量组的部分凝血活酶时间有无不同？

表 4-4　三种不同剂量组 48h 部分凝血活酶时间（s）

	0.5U	1U	2U	合计
	36.8	40.0	32.9	
	34.4	35.5	37.9	
	34.3	36.7	30.5	
	35.7	39.3	31.1	
	33.2	40.1	34.7	
	31.1	36.8	37.6	
	34.3	33.4	40.2	
	29.8	38.3	38.1	
	35.4	38.4	32.4	
	31.2	39.8	35.6	
n_i	10	10	10	30(n)
$\bar{x}_i$	33.62	37.83	35.10	35.516 7($\bar{x}$)
S_i	2.263 6	2.207 1	3.313 3	3.107 2(S)

方差分析具体步骤如下。

（一）提出检验假设，确定检验水准

$H_0: \mu_1 = \mu_2 = \mu_3$，即三组部分凝血酶时间的总体均数相同。

$H_1: \mu_1, \mu_2, \mu_3$ 不全相同，即三组部分凝血酶时间的总体均数不全相同

$$\alpha = 0.05$$

（二）计算检验统计量 F 值

$$SS_{总} = (n-1)S^2 = (30-1) \times 3.1072^2 = 279.9861$$

$$v_{总} = 30 - 1 = 29$$

$$SS_{组间} = \sum_{i=1}^{k} n_i (\bar{X}_i - \bar{X})^2$$

$$= 10 \times (33.62 - 35.5167)^2 + 10 \times (37.83 - 35.5167)^2 +$$

$$10 \times (35.10 - 35.5167)^2$$

$$= 91.2247$$

$$v_{组间} = 3 - 1 = 2$$

$$SS_{组间} = \frac{SS_{组间}}{v_{组间}} = \frac{91.2247}{2} = 45.6124$$

$$SS_{组内} = SS_{总} - SS_{组间} = 279.9861 - 91.2247 = 188.7614$$

$$v_{组内} = v_{总} - v_{组间} = 29 - 2 = 27$$

$$MS_{组内} = \frac{SS_{组内}}{v_{组内}} = \frac{188.7614}{27} = 6.9912$$

$$F = \frac{MS_{组间}}{MS_{组内}} = \frac{45.6124}{6.9912} = 6.52$$

将上述计算结果列于表 4-5 的方差分析表中。

表 4-5　完全随机设计的方差分析表

变异来源	SS	DF	MS	F	P
总变异	279.9861	29			
处理组间	91.2247	2	45.6124	6.52	<0.05
组内（误差）	188.7614	27	6.9912		

（三）确定 P 值，作出推断结论

分子自由度 $v_{组间} = 2$，分母自由度 $v_{组内} = 27$，查 F 界值表（方差分析用），因 F 界值表中无 $v_{组内} = 27$，取 $v_{组内} = 26$，$F_{0.05(2,26)} = 2.52$。由于 $F > F_{0.05(2,26)}$，从而 $P < 0.05$，按照 $\alpha = 0.05$ 的检验水准拒绝 H_0，可以认为三种不同剂量 48h 部分凝血活酶时间不全相同。

单因素方差分析使用 $anoval$ 函数，其实现的 MATLAB 代码如下：

```
>> % 定义样本观测值向量
X = [36.8 40.0 32.9
34.4 35.5 37.9
```

```
34.3 36.7 30.5
35.7 39.3 31.1
33.2 40.1 34.7
31.1 36.8 37.6
34.3 33.4 40.2
29.8 38.3 38.1
35.4 38.4 32.4
31.2 39.8 35.6];
[p, tbl, stast] = anova1(X);
```

执行结果如下:

Source	SS	df	MS	F	Prob>F
Columns	91.225	2	45.61	6.52	0.004 9
Error	188.757	27	6.991		
Total	279.982	29			

二、随机区组设计的方差分析

随机区组设计(randomized block design)又称配伍组设计,其做法是先将受试对象按条件相同或相近组成 m 个区组(或称配伍组),每个区组中有 k 个受试对象,再将其随机分到 k 个处理组中。随机区组设计在 m 个区组和 k 个处理水平组构成 mk 个格子,每个格子仅一个数据 x_{ij} (i = 1, 2, 3, ···, k; j = 1, 2, 3, ···, m),其方差分析属于无重复数据的两因素方差分析(two-way ANOVA),数据结构如表4-6所示。

表4-6 随机区组设计方差分析的数据结构

区组(B)	处理因素(A)			
	水平 1	水平 2	···	水平 k
区组 1	x_{11}	x_{21}	···	x_{k1}
区组 2	x_{12}	x_{22}	···	x_{k2}
···		···		···
区组 m	x_{1m}	x_{2m}	···	x_{km}

与完全随机设计方差分析方法类似,总变异 $SS_{总}$ 可分解为处理组的变异 $SS_{处理}$、区组的变异 $SS_{区组}$、随机误差 $SS_{误差}$,即

$$SS_{总} = SS_{处理} + SS_{区组} + SS_{误差} \qquad (式4-24)$$

相应的自由度有

$$v_总 = v_{处理} + v_{区组} + v_{误差} \qquad （式4-25）$$

式4-24中的各项计算与完全随机设计的方差分析相同，只需要另外计算$SS_{误差}$，即

$$SS_{区组} = \sum_{j=1}^{m} k\left(\bar{x}_j - \bar{x}\right)^2 \qquad （式4-26）$$

其中，$\bar{x}_j$为各区组的均数，m和k分别为区组和处理的水平数。需要注意的是，由于公式中使用了处理组间和区组间的均数（传统方法是求和计算），手工计算可能出现较大的误差，实际应用中最好采用统计软件进行计算。

与完全随机设计相比，随机区组设计方差分析将总变异分解为三部分，即除处理组间变异之外，还将区组因素导致的变异也分离出来，从而减少了随机误差，提高了实验效率。

例4-10　为探讨Rgl对镉诱导大鼠睾丸损伤的保护作用。研究者按照窝别将大鼠分成10个区组，然后将同一区组内的3只大鼠随机分配到三个实验组，分别给予不同处理，一定时间后测量大鼠的睾丸MT含量（μg/g），数据如表4-7所示。试比较三种不同处理的大鼠MT含量有无差别。

表4-7　三组大鼠MT含量值（μg/g）

窝别	对照组	氯化镉组	Rg1+氯化镉组	$\bar{x}_j$
1	40.6	78.3	116.3	78.400 0
2	44.8	86.0	124.6	85.133 3
3	36.7	72.1	149.0	85.933 3
4	49.9	95.4	128.8	91.566 7
5	59.8	99.2	134.1	97.700 0
6	54.5	95.9	133.0	94.466 7
7	38.4	76.4	115.6	76.800 0
8	41.6	79.9	117.0	79.500 0
9	46.8	86.5	128.4	87.233 3
10	44.7	85.3	124.3	84.766 7
$\bar{x}_i$	45.78	85.5	127.11	86.13($\bar{x}$)

方差分析步骤如下：

（一）建立检验假设，确定检验水准

$H_0: \mu_1 = \mu_2 = \mu_3$，即三组大鼠MT含量的总体均值相同。

$H_1: \mu_1, \mu_2, \mu_3$不全相等，即三组大鼠MT含量的总体均值不全相同。

$$\alpha = 0.05$$

（二）计算检验统计量F值

$S^2 = 1\,214.705\,62$

$SS_总 = S^2(n-1) = 1\,214.705\,62 \times (30-1) = 35\,226.463\,0$

$$SS_{处理} = \sum_{i=1}^{k} m\left(\bar{x}_i - \bar{x}\right)^2$$

$$= 10 \times (45.78 - 86.13)^2 + 10 \times (85.50 - 86.13)^2 + 10 \times (127.11 - 86.13)^2 = 33\ 078.798\ 0$$

$$SS_{区组} = \sum_{j=1}^{m} k\left(\overline{x}_j - \overline{x}\right)^2 = 3 \times (78.400\ 0 - 86.130\ 0)^2 + 3 \times (85.133\ 3 - 86.130\ 0)^2 + \cdots +$$

$$3 \times (84.766\ 7 - 86.130\ 0)^2 = 1\ 276.963\ 0$$

$$SS_{误差} = SS_{总} - SS_{处理} - SS_{区组}$$

$$= 35\ 226.463 - 33\ 078.798\ 0 - 1\ 276.963\ 0$$

$$= 870.702\ 0$$

将上述计算结果列于表4-8的方差分析表中。

表4-8 随机设计的方差分析表

变异来源	SS	v	MS	F值
总变异	35 226.463 0	29		
处理组间	33 078.798 0	2	6 539.399 0	341.92
区组间	1 276.963 0	9	141.884 8	2.93
误差	870.702 0	18	48.372 3	

（三）确定 P 值，作出推断结论

对于处理因素，根据分子的自由度和分母的自由度，按照 $\alpha = 0.05$ 检验水准，查 F 界值表（方差分析用），$F_{0.05(2,18)} = 3.55$，由于 $F = 341.92$，$F > F_{0.05(2,18)}$，故 $P < 0.05$，差别有统计学意义（拒绝 H_0）。结论：可认为三组大鼠 MT 含量的总体均数不同，即不同处理对大鼠 MT 含量有影响。同理，可以看出不同窝别大鼠的 MT 含量不同（$P < 0.05$）。

（马超宗）

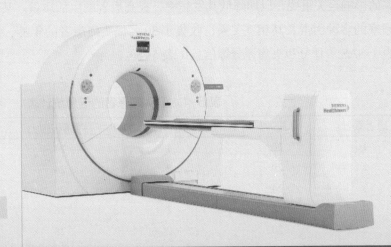

05

第五章

相关与
线性回归

在第四章中，已经了解到了如何通过 t 检验与方差分析判断单样本、双样本和多样本来源总体均值的异同，以及检验这种异同成立的概率。在医学中，比较异同固然重要，但获得变量与变量间相互关联的程度也很重要。因此，本章以探究变量与变量间相互关联的程度为目的，详细介绍相关与线性回归。

偏头痛是一种十分常见的神经性头痛，主要由中枢神经系统兴奋性增加引起。偏头痛不仅影响患者的工作，还损害患者的社会活动、家庭生活等。因此，研究心理、生理等因素对偏头痛发生率的影响至关重要，以期降低其发病率，提高患者的生活质量。某医生为了研究影响偏头痛发生频率的多种因素及其相互关系，收集了30名偏头痛患者的年龄、性别、疼痛病史、焦虑自评量表（SAS）评分和头痛评分等信息（表5-1）。

表 5-1　偏头痛患者的信息统计表

患者编号	年龄/岁	性别（1：男；2：女）	疼痛病史/月	SAS 评分	头痛评分
1	20	1	24	36.00	11
2	29	2	24	55.00	12
3	24	1	25	38.75	12
4	32	2	26	49.00	13
5	20	2	28	41.25	12
6	18	1	29	53.75	14
7	24	2	31	40.00	13
8	22	1	33	42.50	11
9	22	1	34	40.00	12
10	20	2	36	48.25	11
11	23	2	36	60.00	13
12	33	1	38	42.50	13
13	20	2	39	51.25	14
14	22	2	40	47.50	12
15	24	2	42	41.00	13
16	19	2	43	46.25	13
17	22	1	45	40.00	12
18	22	2	46	52.50	16
19	44	2	47	65.00	15
20	23	1	49	47.50	14
21	23	2	51	51.00	15
22	23	2	52	62.50	14
23	23	2	53	40.00	13
24	22	2	55	52.50	17
25	23	2	56	43.75	13
26	24	1	57	47.50	14
27	25	2	58	57.75	15
28	21	2	59	55.00	14
29	21	1	60	51.25	13
30	23	2	61	58.75	15

为了解决上述问题，以头痛评分为变量 y，其他变量为变量 x，借助相关与线性回归的知识，建立了分析流程（图 5-1）。

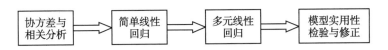

图 5-1　相关与线性回归分析步骤

协方差与相关分析用于探寻变量 y 与某个变量 x 之间的相互关系。通过计算协方差与相关系数，能够刻画两个变量之间线性关系的强度与方向。

简单线性回归，也被称为一元线性回归，用于构建简单线性回归模型，从而对一个变量 y 与一个变量 x 之间的真实关系进行近似刻画。

$$y = \beta_0 + \beta_1 x + \varepsilon \qquad （式 5\text{-}1）$$

其中，β_0 为截距，β_1 为斜率，ε 为随机误差 [y 的观测值与直线 $(\beta_0 + \beta_1 x)$ 之间的差值]。回归分析的一个重要目标是估计回归模型中的未知参数，这一过程也被称为模型参数估计。可以使用最小二乘法估计未知参数 β_0 和 β_1。

多元线性回归用于构建一个变量 y 与多个变量 $\{x_1、x_2、\cdots、x_n\}$ 之间的多元线性回归模型。

$$y = \beta_0 + \beta_1 x_1 + \beta_2 x_2 + \cdots + \beta_n x_n + \varepsilon \qquad （式 5\text{-}2）$$

其中，β_0 为常数项，$\beta_1、\beta_2、\cdots、\beta_n$ 均为模型参数，ε 为误差项。与简单线性回归模型相同，也可以使用最小二乘法估计模型中的未知参数 $\beta_0、\beta_1、\beta_2、\cdots、\beta_n$。

模型适用性检验与修正，用于检验回归模型的统计力度，确定拟合质量的高低。如果检验结果表明模型是合理的，则无需修改，否则，需要修正原来的拟合方案。

在回归模型中，变量 y 被称为"响应变量"，变量 x 被称为"预测变量"。需要注意的是，回归方程的有效性仅限于包含观测数据的区间内，而并非所有区间内。回归模型中，"线性"这一形容词表示模型参数 $\beta_1、\beta_2、\cdots、\beta_n$ 之间的关系是线性的，而非响应变量 y 是关于预测变量 x 的线性函数。有很多回归模型中响应变量 y 与预测变量 x 以非线性形式相关，但其回归方程关于 β 仍是线性的，因此，仍然可以将其当作线性回归方程处理。此外，预测变量也被称为独立变量、协变量、回归变量或因素。虽然经常使用独立变量这种名称，但实际工作中，预测变量之间很少是相互独立的，因此该名称并不贴切。

（赵得胜）

第一节 相关分析

一、协方差与相关系数

对于二维随机变量 (x, y)，除了研究两者之间的数字特征外，还要考察 x 和 y 两者之间相互关联的程度。描述两变量之间相互关联的程度常用协方差和相关系数表示。

（一）协方差

假设获得了二维变量 (x, y) 的 n 组观测值，分别用 x_i 和 y_i（$i=1,2,\cdots,n$）表示。那么，为了衡量 x 和 y 之间关系的方向和强度，引入了协方差。

这里，引用表 5-1 中的数据，以头痛评分为响应变量 y，以疼痛病史为预测变量 x，绘制 y 对 x 的散点图（图 5-2）。

在 y 对 x 的散点图中，横轴表示疼痛病史，纵轴表示其所对应的头痛评分。在图中分别作 $x=\bar{x}$ 和 $y=\bar{y}$ 两条直线，其中，

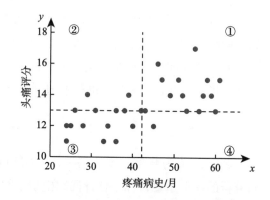

图 5-2 个体头痛评分与疼痛病史的散点图

$$\bar{x} = \frac{\sum_{i=1}^{n} x_i}{n} \qquad\qquad （式 5-3）$$

和

$$\bar{y} = \frac{\sum_{i=1}^{n} y_i}{n} \qquad\qquad （式 5-4）$$

$\bar{x}$、$\bar{y}$ 分别为 x 和 y 的样本均值。这两条直线将散点图分成四个象限。如果将两条直线的交点重新作为中心点构建新坐标系，图中各观测值在新坐标系下可表示为 $(x_i-\bar{x}, y_i-\bar{y})$ $(i=1,\cdots,n)$。从散点图中可以看出，第一象限和第二象限中点的纵坐标为正，即 $y_i-\bar{y}>0$；第三象限和第四象限中点的纵坐标为负，即 $y_i-\bar{y}<0$。同理，第一象限和第四象限中点的横坐标为正，即 $x_i-\bar{x}>0$；第二象限和第三象限中点的横坐标为负，即 $x_i-\bar{x}<0$，具体如表 5-2 所示。

表 5-2 $(y_i-\bar{y})$ 和 $(x_i-\bar{x})$ 的符号

象限	$(x_i-\bar{x})$	$(y_i-\bar{y})$	$(x_i-\bar{x})(y_i-\bar{y})$
一	+	+	+
二	−	+	−
三	−	−	+
四	+	−	−

二维随机变量（x，y）的协方差（covariance），记作 $Cov(x, y)$，表示为

$$Cov(x, y) = \frac{\sum_{i=1}^{n}(x_i - \bar{x})(y_i - \bar{y})}{n - 1}$$

（式 5-5）

协方差系数的正负反映了两变量 x、y 的变化趋势。如果 x 对 y 的协方差系数为正，说明变量 x、y 为同向变化，且协方差值越大，同向变化的程度越高；反之，变量 x、y 为反向变化，且协方差值越小，反向变化的程度越高。

例 5-1　计算表 5-1 中的疼痛病史 x 与头痛评分 y 的协方差系数。

解：疼痛病史 x（月）与头痛评分 y 的均值分别为

$$\bar{x} = \frac{\sum_{i=1}^{30}x_i}{30} = \frac{24 + 24 + 25 + \cdots + 60 + 61}{30} = 42.57$$

$$\bar{y} = \frac{\sum_{i=1}^{30}y_i}{30} = \frac{11 + 12 + 12 + \cdots + 13 + 15}{30} = 13.30$$

那么，两变量间的协方差为

$$\begin{aligned}
Cov(x, y) &= \frac{\sum_{i=1}^{n}(x_i - \bar{x})(y_i - \bar{y})}{N - 1} \\
&= \frac{\sum_{i=1}^{30}(x_i - 42.57)(y_i - 13.30)}{30 - 1} \\
&\approx 10.76
\end{aligned}$$

因此，个体的疼痛评分 y 与疼痛病史 x 为同向变化，即疼痛病史 x 越大，个体的头痛评分 y 也随之增大；反之，疼痛病史 x 越小，个体的头痛评分 y 也随之降低。

对于上述的协方差计算，MATLAB 中提供了计算函数 $Cov = cov(x, y)$。使用该函数计算例 5-1 协方差的过程如下所示。

```
>> X = [24;24;25;26;28;29;31;33;34;36;36;38;39;40;42;43;45;46;47;49;51;52;53;55;56;57;58;59;60;61];
>> Y = [11;12;12;13;12;14;13;11;12;11;13;13;14;12;13;13;12;16;15;14;15;14;13;17;13;14;15;14;13;15];
>> Cov = cov(X, Y)
Cov =


    142.6678    10.7552
    10.7552     2.1483
```

计算出的结果以矩阵形式存储，称为协方差矩阵。协方差矩阵为对称矩阵，主对角线元素分别表示为变量 x 与变量 y 的自协方差系数 $Cov(x, x)$ 和 $Cov(y, y)$；副对角线元素为变量 x 和变量 y 的协方差系数 $Cov(x, y)$。

当疼痛病史 x 的单位以"年"表示时，可得到新的协方差，为 $Cov(x,y)_1 = 0.90$。很明显 $Cov(x,y)$ 远远大于 $Cov(x,y)_1$，这主要是由同一变量以不同量纲表示产生的级差导致的。由于在不同的量纲下同一样本的观测值相差很大，导致计算出的协方差系数在数值上相差很大。因此，协方差系数的意义需要结合数据的散点图分析才有意义。

（二）Pearson 相关

为了解决同一样本由不同量纲计算协方差时引起的问题，将变量 x 和 y 分别取标准分数（z-score），即

$$z_{x_i} = \frac{x_i - \overline{x}}{S_X} \qquad （式 5-6）$$

$$S_x = \sqrt{\frac{\sum_{i=1}^{n}(x_i - \overline{x})^2}{n-1}} \qquad （式 5-7）$$

和

$$z_{y_i} = \frac{y_i - \overline{y}}{S_y} \qquad （式 5-8）$$

$$S_y = \sqrt{\frac{\sum_{i=1}^{n}(y_i - \overline{y})^2}{n-1}} \qquad （式 5-9）$$

其中，$\overline{x}$ 和 $\overline{y}$ 分别为变量 x 和 y 的均值，S_x 和 S_y 分别为对应的标准差。标准分数表示原始分数高于或低于样本均值的标准差的单位数。例如，当均值为 30，标准差为 15 时，某样本 x_i 的值为 45，可得到 $z_{x_i} = (45-30)/15 = 1$，说明 x_i 比均值高一个单位的标准差。可以证明，标准化后的变量均值为 0，方差为 1，由此可得

$$\frac{1}{n-1}\sum_{i=1}^{n} z_{x_i}^2 = 1 \qquad （式 5-10）$$

将 $\frac{1}{n-1}\sum_{i=1}^{n} z_{x_i} z_{y_i}$ 定义为二维随机变量 (x,y) 的 Pearson 相关系数（pearson correlation coefficient），记作 r_{xy} 或 $Cor(x,y)$，即

$$Cor(x,y) = r_{xy} = \frac{1}{n-1}\sum_{i=1}^{n} z_{X_i} z_{Y_i} \qquad （式 5-11）$$

一般用字母 r 表示样本中的 Pearson 相关系数，ρ（希腊字母）表示总体中的相关系数。根据式 5-6、式 5-7、式 5-8、式 5-9 和式 5-11 可推导出 Pearson 相关系数等价为

$$r_{xy} = -\frac{Cov(x,y)}{S_x S_y} \qquad （式 5-12）$$

$$r_{xy} = \frac{(x_i - \overline{x})(y_i - \overline{y})}{\sqrt{\sum_{i=1}^{n}(x_i - \overline{x})^2 \sum_{i=1}^{n}(y_i - \overline{y})^2}} \qquad (式\ 5\text{-}13)$$

在式 5-11 中，*Pearson* 相关系数表示为两个变量 z 分数乘积的均值。因此，可以将 r_{xy} 看作衡量 z_x 与 z_y 的平均相似度的指标。当 x 和 y 有着极好的正相关，即对于 (x, y) 中的每一个点都有 $z_x = z_y$ 时，$r_{xy} = 1$。同理，当 x 和 y 有着极好的负相关时，对于 (x, y) 中的每一个点都有 $z_x = -z_y$，即 $r_{xy} = -1$。因此，相关系数满足

$$-1 \leqslant r_{xy} \leqslant 1 \qquad (式\ 5\text{-}14)$$

Pearson 相关系数 r_{xy} 的这些性质决定了它可以成为度量 x 和 y 之间线性关系方向和强度的重要工具。首先，r_{xy} 的大小度量了 x 和 y 之间线性关系的强度，r_{xy} 越靠近 1 或 –1，x 和 y 之间的线性关系越强。其次，r_{xy} 的符号反映了 x 和 y 之间线性关系的方向：当 $r_{xy} > 0$ 时，x 和 y 呈正相关；当 $r_{xy} < 0$ 时，x 和 y 呈负相关。要注意的是，$r_{xy} = 0$ 并不意味着 x 和 y 没有相关性，只是它们之间没有线性相关性。相关系数用于刻画变量间线性关系的强弱。也就是说，当 x 和 y 之间具有非线性关系时，r_{xy} 仍然可能是 0。

图 5-3 为利用散点图的方式表示 *Pearson* 相关系数 r_{xy} 特殊取值时，x 和 y 的线性关系的程度。

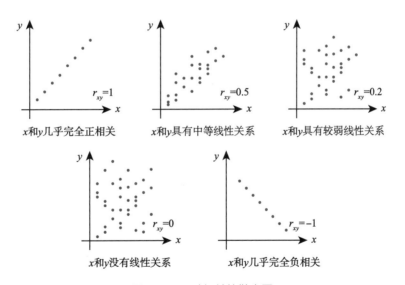

图 5-3　几种相关的散点图

例 5-2　计算例 5-1 中疼痛病史 x 和头痛评分 y 的 *Pearson* 相关系数。

解：首先参照式 5-3、式 5-7，计算疼痛病史 x 和头痛评分 y 的均值和标准差。

$$\overline{x} = \frac{\sum_{i=1}^{30} x_i}{30} = \frac{24 + 24 + 25 + \cdots + 60 + 61}{30} = 42.57$$

$$\overline{y} = \frac{\sum_{i=1}^{30} y_i}{30} = \frac{11 + 12 + 12 + \cdots + 13 + 15}{30} = 13.30$$

$$S_x = \sqrt{\frac{\sum_{i=1}^{n}(x_i - \bar{x})^2}{n-1}} = \sqrt{\frac{\sum_{i=1}^{30}(x_i - 13.30)^2}{30-1}} = 11.94$$

$$S_y = \sqrt{\frac{\sum_{i=1}^{n}(y_i - \bar{y})^2}{n-1}} = \sqrt{\frac{\sum_{i=1}^{30}(y_i - 60.37)^2}{30-1}} = 1.47$$

然后将 $\bar{x}$、S_x、$\bar{y}$ 和 S_y 分别带入式 5-6 和式 5-8 中，得疼痛病史 x 和头痛评分 y 的 z 分数（表 5-3），其中变量 x 以年为单位计算。

表 5-3　变量 x 与变量 y 的 z 分数

变量	1	2	3	4	5	6	7	8	9	10
x	−1.55	−1.55	−1.47	−1.39	−1.22	−1.14	−0.97	−0.80	−0.72	−0.55
y	−1.57	−0.89	−0.89	−0.20	−0.89	0.48	−0.20	−1.57	−0.89	−1.57

变量	11	12	13	14	15	16	17	18	19	20
x	−0.55	−0.38	−0.30	−0.21	−0.05	0.04	0.20	0.29	0.37	0.54
y	−0.20	−0.20	0.48	−0.89	−0.20	−0.20	−0.89	1.84	1.16	0.48

变量	21	22	23	24	25	26	27	28	29	30
x	0.71	0.79	0.87	1.04	1.12	1.21	1.29	1.38	1.46	1.54
y	1.16	0.48	−0.20	2.52	−0.20	0.48	1.16	0.48	−0.20	1.16

可以计算疼痛病史 x 和头痛评分 y 的 Pearson 相关系数为

$$r_{xy} = \frac{1}{n-1}\sum_{i=1}^{n}z_{x_i}z_{y_i} = \frac{\sum_{i=1}^{30}z_{x_i}z_{y_i}}{29} = 0.61$$

根据 $n=30$，$r_{xy}=0.61$，通过查 Pearson 相关的界值表，得 $P=3.04\times10^{-4}$。按检验水平 $\alpha=0.05$ 可知，疼痛病史 x 与头痛评分 y 呈正相关。

对于上述的 Pearson 相关系数计算，MATLAB 中提供了计算其的函数 [r, p] = corrcoef (A, B)，使用该函数计算 Pearson 相关系数的过程如下。

```
>> x = [24;24;25;26;28;29;31;33;34;36;36 ;38;39;40;42;43;45;46;47;49;51; 52;53;55;56;57;58;59;60;61];
>> y = [11;12;12;13;12;14;13;11;12;11;13;13;14;12;13;13;12;16;15;14;15;14;13;17;13;14;15;14;13;15];
>> [r, p] = corrcoef (x', y')
r =
    1.0000    0.8370
    0.8370    1.0000
```

P =

| 1.0000 | 0.0188 |
| 0.0188 | 1.0000 |

这里，使用 [r, p] = corrcoef (x', y') 计算出的相关系数是以矩阵 r 形式存储的，被称为相关矩阵。相关矩阵为对称矩阵，主对角线元素分别表示为变量 x 与变量 y 的自相关系数 r_{xx} 和 r_{yy}，副对角线元素为变量 x 和变量 y 的相关系数 r_{xy}。p 为对应相关系数的显著性水平。

二、秩相关

Pearson 相关系数是基于服从均值为 0、标准差为 1 的标准正态分布。但是在医学中，有部分变量不服从均值为 0、标准差为 1 的分布，或只能以等级形式表示，使用 *Pearson* 相关系数计算这些变量的相关性会有较大的偏差。此外，如果连续变量 x 和 y 的观测值分布不均匀或者有较多离群值，*Pearson* 相关分析也会受到较大影响。为了解决上述问题，引入了 *Pearson* 相关系数的特殊情况——*Spearman* 相关系数（spearman correlation coefficient，r_s）。

（一）*Spearman* 秩相关

Spearman 秩相关是 *Pearson* 相关的一种特殊情况，其基本思想是对数据由小到大编秩，求得秩样本的均值和方差，将其带入 *Pearson* 相关系数公式即可获得 *Spearman* 秩相关系数。将变量 x、y 的 n 对观察值由小到大分别编秩。如果 x、y 的观察值无重复，则其秩为 1、2、…、n。已知秩的均值为 $(n+1)/2$，方差为 $(n+1)n/2$。将均值与方差代入 *Pearson* 相关系数公式可得

$$r_s = 1 - \frac{6\sum_{i=1}^{n} D_i^2}{n(n^2-1)} \qquad （式 5-15）$$

其中，D_i 为第 i 个观察值中 x 与 y 秩次的差值。在 n 一定的情况下，每对 x_i、y_i 的秩次完全相等为正相关，此时 $\sum_{i=1}^{n} D_i^2$ 有最小值 0；每对 x_i、y_i 的秩次完全相反时为负相关，此时 $\sum_{i=1}^{n} D_i^2$ 有最小值 $\frac{n(n^2-1)}{3}$。因此，r_s 的值介于 -1 与 1 之间。r_s 值为正表示正相关，r_s 值为负表示负相关，r_s 值为零则表示无线性相关。

例 5-3 为了进一步探索疼痛病史 x 与头痛评分 y 之间的线性关系，从表 5-1 中无重复地随机抽取了 7 例偏头痛患者的数据（表 5-4），计算 *Spearman* 秩相关系数。

表 5-4 从表 5-1 中无重复随机抽取的 7 例偏头痛数据

患者编号	疼痛病史 / 月	头痛评分
1	24	12
2	26	13
3	29	14
4	33	11

患者编号	疼痛病史 / 月	头痛评分
5	46	16
6	47	15
7	55	17

解：先对变量 x 与 y 编秩，并计算每对观察值的秩次之差 d 及其平方（表 5-5）。

表 5-5　7 例偏头痛患者的头痛评分与疼痛病史表现

患者编号	头痛评分		疼痛病史 / 月		d	d^2
	Y	P	X	Q		
1	12	2	24	1	1	1
2	13	3	26	2	1	1
3	14	4	29	3	1	1
4	11	1	33	4	−3	9
5	16	6	46	5	1	1
6	15	5	47	6	−1	1
7	17	7	55	7	0	0

依照表 5-5 的数据代入式 5-15 可得，

$$r_s = 1 - \frac{6\sum_{i=1}^{n}D_i^2}{n(n^2-1)} = 1 - \frac{6(1+1+1+9+1+1)}{6(6^2-1)} = 0.75$$

根据 $n=7$，$r_s = 0.75$，通过查 *Spearman* 秩相关的界值表，得 $P=0.063$。在检验水平 $\alpha = 0.05$ 条件下，可认为疼痛病史 x 与头痛评分 y 无正相关关系。

对于上述的 *Spearman* 相关系数计算，MATLAB 中提供了计算其的函数 $[r, p] = \mathrm{corr}(x, y,$ 'Type', 'Spearman')。下面是在 MATLAB 中使用该函数来计算上述问题的相关系数的过程。

```
>> X = [24;26;29;33;46;47;55];
>> Y = [12;13;14;11;16;15;17];
>> [r, p] = corr(X, Y, 'Type', 'Spearman')
r =
0.7500
p =
0.0663
```

（二）相同秩较多时 r_s 的校正

对 x 和 y 分别编秩时，若相同的观测值较多，则需要对相同的观测值赋予相同的秩。此时式 5-15 便需要校正为式 5-16 计算相关值 r_s'

$$r_s' = \frac{\frac{n^3 - n}{6} - (T_X + T_Y) - \sum_{i=1}^{n} d^2}{\sqrt{\frac{n^3 - n}{6} - 2T_X}\sqrt{\frac{n^3 - n}{6} - 2T_Y}}$$
（式 5-16）

其中，T_X（或 T_Y）$= \sum_{i=1}^{n} \frac{t^3 - t}{12}$，$t$ 为 x 或 y 中相同秩的个数。显然，当 $T_X = T_Y = 0$ 时，式 5-15 与式 5-16 等价。

三、偏相关

Pearson 相关和 *Spearman* 秩相关可获得两变量间的相关关系。但是，有一点需要考虑，这些相关关系是在不受其他变量影响独立存在的吗？答案显然是否定的。在医学研究中，任何两变量之间的相关性都可能受其他变量的影响。例如，儿童的语言能力与身高之间可能是有关的，因为语言能力和身高都会随着疼痛病史的增长而增加。然而，即使疼痛病史的影响在某种程度上可以被控制或"部分消除"，那么体格大小和语言能力之间是否仍然存在相关性？也可能认为，即使是相同的疼痛病史，身体更成熟的学生可能在心理上也更成熟，这可能是因为身体发育更快是健康或营养状况更好的指标，因此可能与心理能力有关。那么怎样才能找到一种不受实际疼痛病史影响的衡量身高和语言能力之间关系的方法呢？

如果用 $r_{xy} = Cor(x, y)$ 表示变量 x 和 y 之间的相关，则变量 x 和 y 在排除变量 w 后的偏相关可表示为

$$r_{x,\, y|w} = Cor(x|w,\ y|w)$$
（式 5-17）

其中，$x|w = x - \hat{x}$，$y|w = y - \hat{y}$，$\hat{x}$ 是 x 对 w 的预测值，$\hat{y}$ 是 y 对 w 的预测值。偏相关还可表示为

$$r_{x,\, y|w} = \frac{r_{xy} - r_{xw}r_{yw}}{\sqrt{\left(1 - r_{xw}^2\right)^2 \left(1 - r_{yw}^2\right)^2}}$$
（式 5-18）

例 5-4　计算表 5-1 中 y 为头痛分数，x 为疼痛病史，w 为性别的偏相关。

解：根据式 5-18，x 与 y、x 与 w 及 y 与 w 间的相关系数分别为

$$r_{xy} = \frac{1}{n-1}\sum_{i=1}^{N} z_{x_i} z_{y_i} = \frac{\sum_{i=1}^{30} z_{x_i} z_{y_i}}{29} = 0.614$$

$$r_{xw} = \frac{1}{n-1}\sum_{i=1}^{N} z_{x_i} z_{w_i} = \frac{\sum_{i=1}^{30} z_{x_i} z_{w_i}}{29} = 0.131$$

$$r_{yw} = \frac{1}{n-1}\sum_{i=1}^{N} z_{y_i} z_{w_i} = \frac{\sum_{i=1}^{30} z_{y_i} z_{w_i}}{29} = 0.323$$

那么，

$$r_{x,\,y|w} = \frac{r_{xy} - r_{xw}r_{yw}}{\sqrt{\left(1-r_{xw}^2\right)^2\left(1-r_{yw}^2\right)^2}}$$

$$= \frac{0.61 - 0.13 \times 0.32}{\sqrt{\left(1-(0.13)^2\right)^2\left(1-(0.32)^2\right)^2}}$$

$$= 0.608$$

因此，可得到在去除性别影响的情况下，头痛分数 y 与疼痛病史 x 间的相关系数为 0.608。与头痛分数 y 及疼痛病史 x 的 *Pearson* 相关系数相比，数值上相差不大，说明性别对头痛分数 y 与疼痛病史 x 相关性的贡献少。

偏相关通常是根据观察性研究的数据计算出来的，目的是对不感兴趣变量的影响进行统计上的"控制"。尽管偏相关很容易计算，但偏相关的含义通常只能通过研究情况的特定理论或因果模型来正确理解。应该强调的是，当获得了 $r_{x,\,y|w}$，也就是获得了从 x 和 y 中去除可用线性回归模型预测 w 的那部分成分。

假设 x 为疼痛病史（月），y 为头痛评分，w 为年龄（岁）。如果 $r_{x,\,y|w}$ 远小于 $r_{x,\,y}$，就可以将偏相关扩展至去除更多变量的影响。假设希望从 x 和 y 的相关中去除变量 w 和变量 q 的影响。已知，偏相关 $r_{xy|wq}$ 为

$$Cor\left(x|wq,\,y|wq\right) = corr\left(x-\hat{x},\,y-\hat{y}\right) \qquad (式 5\text{-}19)$$

其中，$\hat{x}$ 为 w 和 q 对 x 作线性相关的预测值，$\hat{y}$ 为 w 和 q 对 y 作线性相关的预测值。此外，偏相关还可以通过将 x 和 y 对这些变量进行回归得到的两组残差进行关联得到。事实上，式 5-20 用于从 r_{xy}、r_{xw} 和 r_{yw} 中去除 q 的影响，可表示为

$$r_{xy|wq} = \frac{r_{xy|q} - r_{xw|q}r_{yw|q}}{\sqrt{\left(1-r_{xw|q}^2\right)^2\left(1-r_{yw|q}^2\right)^2}} \qquad (式 5\text{-}20)$$

（赵得胜）

第二节　简单线性回归

一、简单线性回归模型

通过协方差和相关系数，可以获取变量 x 与变量 y 之间的相互关联程度。然而，当需进一步探索两变量的简单关系（如预测模型）时，上述的方法便不再适用。假设，为了研究偏头痛患病时间与患者疼痛程度之间的关系，以疼痛病史 x 为预测变量建立头痛评分 y 的模型。那么，是否可以认为这两个变量之间存在着精确的关系？或者说，如果已知疼痛病史能否准确预测头痛评

分？答案显而易见，是否定的。因为除了疼痛病史外，头痛评分还取决于许多变量，如情绪、年龄、性别等。然而，即使包含了许多变量，模型仍旧不太可能精确地预测个体的头痛评分。

因此，需要为头痛评分提出一个解释这种随机变化的概率模型：

$$y = E(y) + \varepsilon \qquad (式 5\text{-}21)$$

其中，ε 表示随机误差，表示重要但被忽略的变量或由无法解释的随机现象所引起的无法解释的评分变化。这个模型被称为 y 的概率模型。形容词"概率"来自这样一个事实：当对模型的某些假设得到满足时，可以对 y 和 $E(y)$ 之间的偏差大小作出一个概率声明。随机误差 ε 在假设检验或者模型可信区间中发挥着重要作用。

下面引入了最简单的概率模型：一阶线性模型（first order linear model），也称为简单线性回归（sample linear regression），其数学模型如下：

$$y = \beta_0 + \beta_1 x + \varepsilon \qquad (式 5\text{-}22)$$

$$E(y) = \beta_0 + \beta_1 x \qquad (式 5\text{-}23)$$

其中，y 为响应变量，x 为预测变量，ε 为随机误差成分，β_0 为直线的 y 轴截距，β_1 为直线的斜率。下文展示了一阶线性模型的图像（图 5-4）。

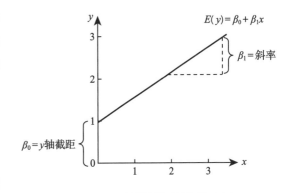

图 5-4　一阶线性模型的图像表示

回归分析的步骤：

第一步：假设 $E(y)$ 的模型形式。

第二步：收集样本数据。

第三步：利用样本数据估计模型中的未知参数。

第四步：指定随机误差项的概率分布，并估计该分布的任何未知参数。同时，检查每一个关于概率分布的假设的有效性。

第五步：统计检查模型的有效性。

第六步：当确定模型是有用的，就可以使用它进行预测、估计等。

本节只讨论直线模型，第四节和第五节将讨论如何构建更复杂的模型。

二、简单线性模型的最小二乘拟合

假设医生为了研究偏头痛，收集了 30 位长期患有该病的患者的疼痛数据，以确定疼痛的发病时长（即疼痛病史）是否会影响当前疼痛的评分。从中随机抽取了 6 位患者的数据（表 5-6），假定头痛评分 y 与疼痛病史 x 之间存在直线模型关系，即：

$$y = \beta_0 + \beta_1 x + \varepsilon \qquad (式 5\text{-}24)$$

如何能够用表 5-6 的信息估计出未知的变量 β_0 和 β_1 呢？

表5-6　6位患有偏头痛疾病患者的疼痛数据

患者编号	年龄（岁）	性别（1: 男; 2: 女）	疼痛病史（月）	头痛评分
1	29	2	24	12
2	32	2	26	13
3	18	1	29	14
4	22	2	46	16
5	44	2	47	15
6	22	2	55	17

为了获得这些参数的近似值，绘制样本数据的散点图对分析数是十分有益的（图5-5）。散点图表明 y 的总体趋势随着 x 的增加而增加。为了目测获得这条拟合直线，请注意这条直线与 y 轴相交于 $y=12$ 处，因此 y 截距为12。同时，x 每增加1个单位，y 就恰好增加0.14个单位，这表明斜率为+0.14。因此，方程为 $\hat{y}=9.42+0.14x$。

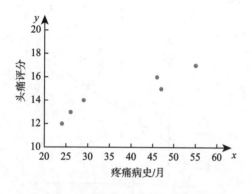

图5-5　头痛评分对疼痛病史的散点图

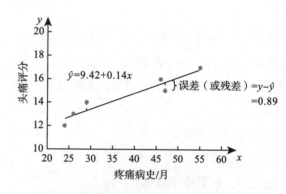

图5-6　头痛评分对疼痛病史的拟合直线

一种定量地确定直线与一组数据吻合程度的方法是确定数据点偏离直线的程度。例如，为了评估图5-6的拟合模型，计算了偏差（deviations）（即 y 的观测值与 y 的预测值之间的差值）的大小。这些偏差或预测误差表示为 y 的观测值与 y 的预测值之间的距离（图5-6中的虚线）。y 的观测值、y 的预测值、差值与差值的平方见表5-7。注意，这里的误差和（sum of error，SE）等于 -0.80，而误差平方和（square sum of error，SSE）则更加强调了点与直线间有着更大的偏差。

表5-7　y 的观测值、y 的预测值、差值与差值的平方

x	y	预测值 $\hat{y}=9.42+0.14x$	预测误差 $y-\hat{y}$	头痛评分 $(y-\hat{y})^2$
24	12	12.73	−0.73	0.533
26	13	13.00	0	0
29	14	13.41	0.59	0.348
46	16	15.76	0.24	0.058

续表

x	y	预测值 $\hat{y} = 9.42 + 0.14x$	预测误差 $y - \hat{y}$	头痛评分 $(y - \hat{y})^2$
47	15	15.90	−0.90	0.810
55	17	17	0	0
			误差的和 = −0.80	误差的平方和 = 1.749

通过上下平移，旋转图 5-6 中的拟合直线，可以得到一簇与 $\hat{y} = 9.42 + 0.14x$ 平行的直线，但其中只有一条直线使得误差的平方和最小。将这条直线称为最小二乘直线（least squares line）、回归直线（regession line）或最小二乘预测方程（least squares prediction equation）。

为了找寻一组数据的最小二乘直线，假设有一组包含 n 个样本点的数据，分别用 $(x_1，y_1)$、$(x_2，y_2)$、$\cdots$、$(x_n，y_n)$ 表示。例如，图 5-6 展出的 5 个数据点分别为（18，62）、（19，57）、（20，72）、（22，67）、（23，71）和（25，66）。响应变量 y 用预测变量 x 表示的直线模型为

$$y = \beta_0 + \beta_1 x + \varepsilon \quad （式 5\text{-}25）$$

确定性成分为

$$E(y) = \beta_0 + \beta_1 X \quad （式 5\text{-}26）$$

拟合曲线可表示为

$$\hat{y} = \hat{\beta}_0 + \hat{\beta}_1 x \quad （式 5\text{-}27）$$

这里的 "^" 表示 "…的估计"。即 $\hat{y}$ 是 y 均值 $E(y)$ 的一个估计值，也是 y 的一些未来值的预测值；$\hat{\beta}_0$ 和 $\hat{\beta}_1$ 分别为 β_0 和 β_1 的估计值。

对于一个已知的数据点 $(x_i，y_i)$，y 的观测值为 y_i，并可通过将 x_i 带入式 5-27 中得到：

$$\hat{y}_i = \hat{\beta}_0 + \hat{\beta}_1 x_i \quad （式 5\text{-}28）$$

y 的第 i 个真实值与其预测值之间有偏差称为第 i 个残差，表示为

$$y_i - \hat{y}_i = y_i - (\hat{\beta}_0 + \hat{\beta}_1 x_i) \quad （式 5\text{-}29）$$

则对于 n 个数据点，y 的真实值与对应的预测值之间的偏差的平方和为

$$SSE = \sum_{i=1}^{n}[y_i - (\hat{\beta}_0 + \hat{\beta}_1 x_i)]^2 \quad （式 5\text{-}30）$$

使得 SSE 最小的 $\hat{\beta}_0$ 和 $\hat{\beta}_1$ 的值称为总体参数 β_0 和 β_1 的最小二乘估计，预测等式 $\hat{y} = \hat{\beta}_0 + \hat{\beta}_1 x$ 称为最小二乘直线。β_0 和 β_1 的最小二乘形式为

$$斜率：\hat{\beta}_0 = \bar{y} - \hat{\beta}_1 \bar{x} \quad （式 5\text{-}31）$$

$$y \text{ 轴截距}: \quad \hat{\beta}_1 = \frac{SS_{xy}}{SS_{xx}} \qquad \text{（式 5-32）}$$

其中，

$$SS_{xx} = \sum_{i=1}^{n} x_i^2 - \frac{\left(\sum_{i=1}^{n} x_i\right)^2}{n} = \sum_{i=1}^{n} (x_i)^2 - n(\bar{x})^2 \qquad \text{（式 5-33）}$$

$$SS_{xy} = \sum_{i=1}^{n} (\bar{x} - x_i)(\bar{y} - y_i) = \sum_{i=1}^{n} x_i y_i - n\bar{x}\,\bar{y} \qquad \text{（式 5-34）}$$

例 5-5 计算表 5-7 所给出数据的简单线性模型。

解：首先，疼痛病史 x 与头痛评分 y 的均值分别为 $\bar{x} = 37.83$，$\bar{y} = 14.50$。根据式 5-31 和式 5-32 得

$$\hat{\beta}_1 = \frac{\sum_{i=1}^{n}(y_i - \bar{y})(x_i - \bar{x})}{\sum_{i=1}^{n}(x_i - \bar{x})^2} = \frac{\sum_{i=1}^{6}(y_i - 14.50)(x_i - 37.83)}{\sum_{i=1}^{6}(x_i - 37.83)^2} = 0.136$$

$$\hat{\beta}_0 = \bar{y} - \hat{b}_1 \bar{x} = 9.344$$

于是，最小二乘回归直线是

$$y = 9.34 + 0.14x$$

回归直线与疼痛病史对头痛评分的散点如图 5-7 所示。

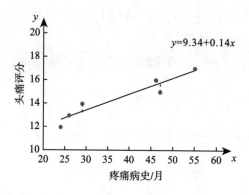

图 5-7 头痛评分对疼痛病史的散点图和拟合的最小二乘回归直线

对于上述的回归方程参数的拟合，MATLAB 中提供了计算其函数 $\text{mdl} = \text{fitlm}(x, y)$。在 MATLAB 中使用该函数来计算上述问题的相关系数。

```
>> X = [24;26;29;33;46;47;55];
>> Y = [12;13;14;11;16;15;17];
>> mdl = fitlm(X, Y)
```

```
mdl =
线性回归模型:
y – 1 + x1
```

估计系数:

	Estimate	SE	tStat	pValue
(Intercept)	9.343 9	0.864 29	10.811	0.000 415 23
x1	0.136 28	0.021 786	6.255 6	0.003 330 4

观测值数目: 6, 误差自由度: 4
均方根误差: 0.637
R 方: 0.907, 调整 R 方 0.884
F 统计量 (常量模型): 39.1, P = 0.003 33

三、σ^2 的估计

现在关注概率模型中的随机成分 ε 及估计出的 β_0 和 β_1 的误差间的关系。将看到 ε 的概率分布如何决定模型描述响应变量 y 和预测变量 x 之间的真实关系的好坏。关于 ε 的概率分布的一般形式，做了如下四个基本假设:

假设 1: ε 的概率分布的均值为 0。也就是说，对于任意的预测变量 x，做无限次试验后的误差均值都为 0。这一假设意味着对于任意给定的 x 值，总有 y 的均值 $E(y)$ 为 $E(y) = \beta_0 + \beta_1 x$。

假设 2: 对于任意的预测变量 x，ε 的概率分布的方差为常数。对于直线模型，这一假设意味着对于任意给定的 x 值，ε 的概率分布的方差 σ^2 总等于常数。

假设 3: ε 的概率分布满足正态分布。

假设 4: 任意两个不同观测的误差是独立的。也就是说，一个 y 值的观测误差对其他 y 值的观测误差没有影响。

整合前三个假设可知，残差 ε 是符合均值为 0、方差为 σ^2 的正态分布。观察例 5-5 后，可以假设随机误差的 ε 的变化（由 σ^2 来衡量）越大，模型参数 β_0 和 β_1 的估计误差，即用 $\hat{y}$ 来预测 y 的误差也就越大。用 s^2 来表示 σ^2 最佳估计值，可通过计算残差的平方和

$$SSE = \sum (y_i - \hat{y}_i)^2 \tag{式 5-35}$$

与自由度（df）比得到直线模型（自由度为 2）的 σ^2 和 σ 的估计方程:

$$s^2 = \frac{SSE}{n-2} \tag{式 5-36}$$

$$s = \sqrt{s^2} \tag{式 5-37}$$

其中，

$$SSE = \sum (y_i - \hat{y}_i)^2 = SS_{yy} - \hat{\beta}_1 SS_{xy} \tag{式 5-38}$$

$$SS_{yy} = \sum \left(y_i - \bar{y}_i \right)^2 = \sum \left(y_i \right)^2 - n \left(\bar{y} \right)^2 \qquad （式 5-39）$$

将 s 称为回归模型的估计标准误差（estimated standard error）。

例5-6 计算表5-6中疼痛病史 x 与头痛评分 y 的直线模型的误差的方差估计。

解：首先通过MATLAB获得直线模型的拟合结果如下所示。

线性回归模型：

$y - 1 + x_1$

估计系数：

	Estimate	SE	tStat	pValue
(Intercept)	9.343 9	0.864 29	10.811	0.000 415 23
x_1	0.136 28	0.021 786	6.255 6	0.003 330 4

观测值数目：6，误差自由度：4
均方根误差：0.637
R方：0.907，调整R方0.884
F统计量（常量模型）：39.1，P = 0.003 33

由上可知，结果并未直接给出模型的 SSE，而给出了模型的另一个重要的参数均方根误差（root mean square error，RMSE），其与 SSE 间的关系可表示为

$$RMSE = \sqrt{\frac{SSE}{n}} \qquad （式 5-40）$$

故直线回归的 $SSE = 1.623$。根据式5-36方差估计值为

$$s^2 = \frac{SSE}{n-2} = \frac{1.623}{4} = 0.406$$

并且，ε 的标准偏差估计值为 $s = \sqrt{0.406} = 0.637$

通过上述的分析，知道 s 测量了 y 值在最小二乘直线上的分布。假定误差服从正态分布，大多数（约95%）的观测结果位于以 $2s$ 或 $2 \times (0.637) = 1.274$ 的误差带内（图5-8）。图5-8中的黑色实线为线性回归曲线，灰色实线组成宽 $2s$ 的误差带，条带为95%可信区间。

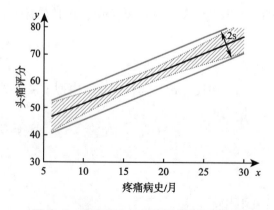

图5-8 疼痛病史与头痛评分的回归直线、误差带及95%可信区间

四、简单线性回归的比较

（一）两个回归系数的比较

设有两组样本（x_{1i}, y_{1i}），$i = 1, 2, \cdots, m$ 和

$(x_{2j},\ y_{2j})$，$j = 1, 2, \cdots, n$，分别进行简单线性回归分析。两线性回归曲线分别为

$$\hat{y}_1 = \hat{\beta}_{10} + \hat{\beta}_{11} x_1 \qquad\qquad (\text{式 } 5\text{-}41)$$

$$\hat{y}_2 = \hat{\beta}_{20} + \hat{\beta}_{21} x_2 \qquad\qquad (\text{式 } 5\text{-}42)$$

如果两条线性回归曲线均满足模型成立的条件，那么线性回归系数的比较则转化为比较两曲线的倾斜程度。

1. **F 检验**　假设式 5-41 和式 5-42 给出的线性回归曲线的斜率相等，即两直线平行，可求得两者的公共加权回归系数为

$$\hat{\beta}_c = \frac{\hat{\beta}_{11} SS_{x_1 x_1} + \hat{\beta}_{21} SS_{x_2 x_2}}{SS_{x_1 x_1} + SS_{x_2 x_2}} = \frac{\sum\limits_{i=1}^{2} SS_{x_i y_i}}{\sum\limits_{i=1}^{2} SS_{x_i x_i}} \qquad\qquad (\text{式 } 5\text{-}43)$$

其中，

$$SS_{x_1 x_1} = \sum \left(x_{1i} - \overline{x}_1 \right)^2 = \sum \left(x_{1i} \right)^2 - n \left(\overline{x}_1 \right)^2 \qquad\qquad (\text{式 } 5\text{-}44)$$

$$SS_{x_2 x_2} = \sum \left(x_{2i} - \overline{x}_2 \right)^2 = \sum \left(x_{2i} \right)^2 - n \left(\overline{x}_2 \right)^2 \qquad\qquad (\text{式 } 5\text{-}45)$$

分别为两样本预测变量的离均差平方和，$\hat{\beta}_{11}$、$\hat{\beta}_{21}$ 为两样本线性回归的系数。

在图 5-9 中，虚线表示斜率为 $\hat{\beta}_c$ 的平行线，分别过点 $(\overline{x}_1, \overline{y}_1)$ 和点 $(\overline{x}_2, \overline{y}_2)$。用 $SS_{\text{公共}}$ 表示两组数据点距离两条平行线的残差平方和之和，$SS_{\text{组内}}$ 表示两组数据点距离两条线性回归直线的残差平方和之和，即

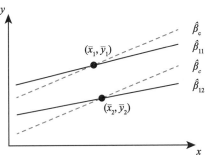

图 5-9　两线性回归系数的比较

$$SS_{\text{公共}} = SS_{\text{残}c1} + SS_{\text{残}c2} \qquad\qquad (\text{式 } 5\text{-}46)$$

$$= \sum_{i=1}^{2} \left(SS_{y_i y_i} - \hat{\beta}_c SS_{x_i y_i} \right)$$

$$= \sum_{i=1}^{2} SS_{y_i y_i} - \frac{\left(\sum\limits_{i=1}^{2} SS_{x_i y_i} \right)^2}{\sum\limits_{i=1}^{2} SS_{x_i x_i}}$$

$$SS_{\text{组内}} = SS_{\text{残}1} + SS_{\text{残}2} \qquad\qquad (\text{式 } 5\text{-}47)$$

$$= \sum_{i=1}^{2} \left(SS_{y_i y_i} - \hat{\beta}_{i1} SS_{x_i y_i} \right)$$

$$= \sum_{i=1}^{2} \left(SS_{y_i y_i} - \frac{SS_{x_i y_i}^2}{SS_{x_i x_i}} \right)$$

其中，$SS_{\text{残}c1}$ 和 $SS_{\text{残}c2}$ 为两样本距离斜率为 $\hat{\beta}_c$ 的平行线的残差平方和，$SS_{\text{残}1}$ 和 $SS_{\text{残}2}$ 分别为斜率 $\hat{\beta}_{11}$、$\hat{\beta}_{21}$ 的两样本各自的残差平方和。由于 $SS_{\text{组内}}$ 是通过最小二乘法计算的，所以当两组数据各自的残差平方和最小时，即两组数据点距离斜率为 $\hat{\beta}_c$ 的两条平行线的残差平方和 $SS_{\text{公共}}$ 一

定大于$SS_{组内}$。因此，可以用$SS_{公共}$和$SS_{组内}$之差来衡量$\hat{\beta}_{11}$与$\hat{\beta}_{21}$的差别。当$SS_{公共}$与$SS_{组内}$之差很小时，$\hat{\beta}_{11}$与$\hat{\beta}_{21}$的差别也不大；当$SS_{公共}$和$SS_{组内}$之差大到一定程度时可认为两线性回归直线不平行。

对于$SS_{公共}$，还可写为

$$SS_{公共} = SS_{组内} + SS_{回归系数间} \qquad (式5\text{-}48)$$

$$df_{公共} = df_{组内} + df_{回归系数间} \qquad (式5\text{-}49)$$

其中，$df_{公共} = n_1 + n_2 - 3$，$df = n_1 + n_2 - 4$，$df_{回归系数间} = 1$。因此，可以将两线性回归的F检验，即

$$F = \frac{SS_{公共} - SS_{组内}}{\dfrac{SS_{组内}}{n_1 + n_2 - 4}} \qquad (式5\text{-}50)$$

求得F值后，按$df_1 = 1$，$df_2 = n_1 + n_2 - 4$查F界值表，得P值，按检验水平作出结论。

2. t检验 如果将原始数据两个回归方程的剩余标准差分别记为S_1和S_2，各自的残差平方和记为$SS_{残1}$和$SS_{残2}$，像上述提到的t检验一样，可以通过求方差和均值得到t值，即

$$t = \frac{\hat{\beta}_{11} - \hat{\beta}_{12}}{S_{b_1 - b_2}}, \quad df = n_1 + n_2 + 4 \qquad (式5\text{-}51)$$

其中，两回归系数差的标准误$S_{b_1 - b_2}$为

$$S_{b_1 - b_2} = S \sqrt{\frac{1}{SS_{x_1 x_1}} + \frac{1}{SS_{x_2 x_2}}} \qquad (式5\text{-}52)$$

$$S = \sqrt{\frac{S_1^2 (n_1 - 2) + S_2^2 (n_2 - 2)}{(n_1 - 2) + (n_2 - 2)}} \qquad (式5\text{-}53)$$

$SS_{x_1 x_1}$、$SS_{x_2 x_2}$分别为两样本预测变量的离均差平方和。

例5-7 某地方病研究所调查了20名某慢性病患者和20名健康人的疼痛评分与焦虑评分，20名慢性患者数据见表5-1，20名健康人的数据见表5-8。推测两总体疼痛评分y对其焦虑评分x的回归直线是否不平行。

表5-8 20名健康人的疼痛评分 y 与焦虑评分 x

编号	1	2	3	4	5	6	7	8	9	10
疼痛评分	67	68	69	70	72	74	75	77	78	79
焦虑评分	4.95	9.17	15.52	6.00	11.4	9.78	11.01	5.45	14.62	19.56
编号	11	12	13	14	15	16	17	18	19	20
疼痛评分	80	81	83	84	85	86	87	88	89	90
焦虑评分	9.57	25.22	12.5	27.05	21.67	17.28	8.75	19.73	14.8	9.95

首先，为了减小不同量纲所带来的误差，对上述变量进行了标准化处理。

（1）F检验：为了验证两回归直线的斜率是否平行，对两斜率相等的假设进行了双侧检验。

$$H_0 : \beta_1 = \beta_2$$

$$H_1 : \beta_1 \neq \beta_2$$

观察两组数据的散点图均有直线趋势，得到两回归方程分别为

$$\hat{y}_1 = \hat{\beta}_{10} + \hat{\beta}_{11}x_1 = -3.17 \times 10^{-16} + 0.61x_1$$

和

$$\hat{y}_2 = \hat{\beta}_{20} + \hat{\beta}_{21}x_2 = -6.36 \times 10^{-16} + 0.45x_2$$

两组各自的SS_{xx}、SS_{yy}、SS_{xy}、$SS_{残}$分别为

$$SS_{x_1x_1} = -1.73 \times 10^{-14} \qquad SS_{y_1y_1} = -1.80 \times 10^{-14}$$

$$SS_{x_2x_2} = 2.07 \times 10^{-14} \qquad SS_{y_2y_2} = -4.77 \times 10^{-15}$$

$$SS_{残1} = 10.95 \qquad SS_{残2} = 3.91$$

$$SS_{x_1y_1} = 17.82 \qquad SS_{x_2y_2} = 8.62$$

按式 5-46、式 5-47 和式 5-50，得

$$SS_{公共} = \sum_{i=1}^{2} SS_{y_iy_i} - \frac{\left(\sum_{i=1}^{2} SS_{x_iy_i} \right)^2}{\sum_{i=1}^{2} SS_{x_ix_i}} = -2.06 \times 10^{17}$$

$$SS_{组内} = \sum_{i=1}^{2} \left(SS_{y_iy_i} - \frac{SS_{x_iy_i}^2}{SS_{x_ix_i}} \right) = -2.19 \times 10^{16}$$

$$F = \frac{SS_{公共} - SS_{组内}}{\dfrac{SS_{组内}}{n_1 + n_2 - 4}} = \frac{-2.06 \times 10^{17} + -2.19 \times 10^{16}}{\dfrac{-2.194\,5 \times 10^{16}}{20 + 30 - 4}} = 477.71$$

方差分析如表 5-9 所示。

表 5-9　方差分析

变异来源	自由度	SS	MS	F	P
公共	47	-2.06×10^{17}			
回归系数间	1	-1.84×10^{17}	-1.84×10^{17}	477.71	＞0.05
组内	46	-2.19×10^{16}	-4.76×10^{14}		

（2）t检验：H_0、H_0 及 α 同上。

按式 5-51、式 5-52 和式 5-53，得

$$S = \sqrt{\frac{10.95 + 3.91}{30 + 20 - 4}} = 0.568\ 4$$

$$S_{\beta_1 - \beta_2} = 0.568\ 4\sqrt{\frac{1}{-1.73 \times 10^{-14}} + \frac{1}{2.07 \times 10^{-14}}} = 1.75 \times 10^6$$

$$t = \frac{0.61 - 0.45}{1.75 \times 10^6} = -9.14 \times 10^{-8}$$

$$df = 20 + 30 - 4 = 46$$

按 $df = 46$ ，查 t 界值表，得 $P > 0.05$ 。按 $\alpha = 0.05$ 水准，不拒绝 H_0 ，还不能认为两条总体回归直线不平行。

（二）两截距的比较

当认为两条总体回归直线平行时，如果能进一步认为其总体截距是相等的，在两组数据的预测变量取值范围接近时，可认为两条总体回归直线基本重合。此时，将两组样本合并，计算一个统一的样本直线回归方程，便可估计得到总体直线回归方。与两回归系数的比较一样，F 检验和 t 检验在这里也同样适用。本章节并未对该内容展开详细论述，具体可参考《医学统计学》。

（赵得胜）

第三节 多元线性回归

一、多元线性回归模型

在实际应用中，大多数回归分析都比一阶（直线）模型复杂得多。例如，阿尔茨海默病患者的概率模型可能包含除大脑老化外更多的变量，如焦虑、年龄和性别等。如果需要做出精准的预测，希望将更多的变量纳入到概率模型中。

将包含一个以上预测变量的概率模型称为多元回归模型（multiple regression models）。此时，响应变量 y 可认为是有 k 个预测变量 x_1、x_2、$\cdots$、x_k 组成的函数。一个响应变量 y 和 k 个预测变量 x_1、x_2、$\cdots$、x_k 的多元回归模型可表示为

$$y = \beta_0 + \beta_1 x_1 + \beta_2 x_2 + \cdots + \beta_k x_k + \varepsilon \tag{式 5-54}$$

其中 β_0 是常数项，β_i 决定了预测变量 X_i 的贡献，ε 是随机误差，$E(y) = \beta_0 + \beta_1 x_1 + \beta_2 x_2 + \cdots + \beta_k x_k$ 是模型的确定性部分。β_0、β_1、$\cdots$、β_k 通常是未知的。

在式 5-54 的回归模型中，似乎 y 和预测变量 x_1、x_2、$\cdots$、x_k 之间只存在线性关系，但事实并非如此。实际上，x_1、x_2、$\cdots$、x_k 可以被 x_1、x_2、$\cdots$、x_k 的函数替代，前提是该函数中不包括其他未知变量。例如，糖尿病患者的空腹血糖（y）可被看作是如下预测变量的函数：

$$x_1 = 总胆固醇$$

$$x_2 = \left(总胆固醇\right)^2 = x_1^2$$

$$x_3 = 1 代表男性，\quad 0 代表女性$$

其中，x_1 是连续的定量变量；x_2 项是变量 x_1 的平方值，被称为高阶项；x_3 是离散的定性变量。由此可见，多元回归模型十分灵活，可以对许多不同类型的变量进行建模。

类似简单线性回归模型，总结了建立线性多元回归模型需要遵循的步骤，如下所示。

第一步：收集每个实验单元的样本数据（即 y、x_1、x_2、$\cdots$、x_k 的值）。

第二步：假设模型 $E(y)$（即，确定性成分）的形式。这涉及选择包含在模型中的预测变量。

第三步：使用最小二乘法估计未知参数 β_0、β_1、$\cdots$、β_k。

第四步：指定随机误差分量的 ε 的概率分布和方差 σ^2。

第五步：估计模型的统计力度。

第六步：检查 σ 的假设是否符合。如有必要，进行模型修改。

第七步：最后，如果认为模型合适，可以使用拟合模型估计 y 的平均值或已知预测变量预测特定 y 值，并进行其他推断。

二、模型假设

在上一部分已经假定多元回归模型的形式为

$$y = \beta_0 + \beta_1 x_1 + \beta_2 x_2 + \cdots + \beta_k x_k + \varepsilon \tag{式 5-55}$$

因为 β_0、β_1、$\cdots$、β_k 和 x_1、x_2、$\cdots$、x_k 是固定不变的，所以 $\beta_0 + \beta_1 x_1 + \beta_2 x_2 + \cdots + \beta_k x_k$，表示模型确定的成分。$y$ 为一个随机变量，由固定成分和随机成分两部分组成。

$$y = \overbrace{\beta_0 + \beta_1 x_1 + \beta_2 x_2 + \cdots + \beta_k x_k}^{确定成分} + \overbrace{\varepsilon}^{随机成分} \tag{式 5-56}$$

与简单线性回归一样，假设随机误差可以是正的或负的，且对于任意的 x 值，ε 均符合正态分布（即均值为 0，方差为 σ^2）。此外，还假设与 y 相关的随机误差在概率上都是独立的，即任何一个 y 值的误差 ε 与其他 y 值的误差 ε 之间是独立的。

三、多元模型的最小二乘拟合

多元回归模型的拟合方法与上一节提到的简单回归模型拟合方法一致，即最小二乘法。选择能够使模型 $\hat{y} = \hat{\beta}_0 + \hat{\beta}_1 x_1 + \hat{\beta}_2 x_2 + \cdots + \hat{\beta}_k x_k + \varepsilon$

最小化的 SSE 为

$$SSE = \sum \left(y_i - \hat{y}_i\right)^2 \tag{式 5-57}$$

正如简单回归模型，样本估计 $\hat{\beta}_0$、$\hat{\beta}_1$、$\cdots$、$\hat{\beta}_k$ 可通过联立一组线性方程得到。

简单回归模型拟合和多元回归模型拟合之间的主要区别在于计算难度。为了得到（$k+1$）个估计系数 $\hat{\beta}_0$、$\hat{\beta}_1$、$\cdots$、$\hat{\beta}_k$，必须通过联立（$k+1$）线性方程组，这通常是困难的（冗余并耗时）。因此，通常借助计算机统计软件，并在例子和练习中呈现 MATLAB 的计算结果。

例 5-8　为了研究偏头痛患者的疼痛指数，医生认为这可能与患者的年龄、负面情绪及疼

痛病史有关。因此，医生假设一阶模型为

$$y = \beta_0 + \beta_1 x_1 + \beta_2 x_2 + \beta_3 x_3 + \varepsilon$$

其中，
$$y = 头痛评分$$

$$x_1 = 年龄$$

$$x_2 = 焦虑评分$$

$$x_3 = 疼痛病史 / 月$$

为此，收集了30位疼痛患者的头痛评分、年龄、负面情绪及疼痛病史的样本（表5-1）。计算流程如下所示。

（1）使用散点图绘制样本数据。

（2）使用最小二乘法估计模型的未知参数 β_0、β_1、β_2、β_3。

（3）求使得最小二乘法最小化的 SSE 值。

解：

（1）为了检验 y 与 x_1、y 与 x_2、y 与 x_3 之间的二元关系，使用 Graphpad prism9.02 绘制了上述关系的散点图（图5-10）。在这三对二元关系中，焦虑评分 (x_2) 似乎与头痛评分 (y) 之间有着较强的线性关系。

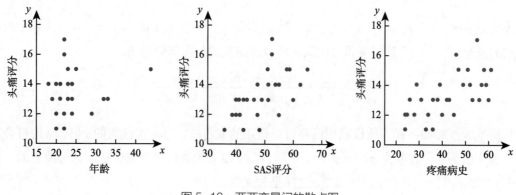

图 5-10　两两变量间的散点图

（2）使用 MATLAB 计算的假设模型的拟合参数如下示。β 的最小二乘估计分别为 $\hat{\beta}_0 = 6.775\,4$，$\hat{\beta}_1 = 0.018\,35$，$\hat{\beta}_2 = 0.076\,279$ 和 $\hat{\beta}_3 = 0.055\,973$。因此，对于数据集使得 SSE 最小化的方程为

$$\hat{y} = 6.775\,4 + 0.018\,35x_1 + 0.076\,279x_2 + 0.055\,973x_3$$

（3）如下所示，误差的平方和的最小值为 $SSE = 29.172\,1$。

```
>> Age = [20;29;24;32;20;18;24;22;22;20;23;33;20;22;24;19;22;22;44;23;23;23;23;22;23;24;25;21;
21;23];
>> SASscore = [36;55;38.75;49;41.25;53.75;40;42.50;40;48.25;60;42.50;51.25;47.50;41;46.25;40;
```

52.50;65;47.50;51;62.50;40;52.50;43.75;47.50;57.75;55;51.25;58.75];

>> Pain_medical_history = [24;24;25;26;28;29;31;33;34;36;36;38;39;

40;42;43;45;46;47;49;51;52;53;55;56;57;58;59;60;61];

>> Pain_score = [11;12;12;13;12;14;13;11;12;11;13;13;14;12;13;13;

12;16; 15;14;15;14;13;17;13;14;15;14;13;15];

>> X = [Age Gender Pain_medical_history];

>> Y = Pain_score;

>> mdl = fitlm(X, Y)

mdl =

线性回归模型：

$y - 1 + x_1 + x_2 + x_3$

估计系数：

	Estimate	SE	tStat	pValue
(Intercept)	6.775 4	1.418 4	4.776 9	6.056 7e-05
x_1	0.018 35	0.041 67	0.440 36	0.663 31
x_2	0.076 279	0.029 979	2.544 5	0.017 227
x_3	0.055 973	0.018 313	3.056 4	0.005 130 1

观测值数目：30，误差自由度：26

均方根误差：1.06

R 方：0.532，调整 R 方 0.478

F 统计量（常量模型）：9.84，P = 0.000 164

>> mdl.SSE

ans =

　29.172 1

　　为了深入理解上述一阶多元模型，对上述模型中的参数进行详细解释。在简单回归模型中，β_1 表示固定 β_0 时 x_1 对 y 的直线斜率。在多元线性模型中，β_1 也可以得到一个相似的陈述：β_1 衡量了当 x_1 变化一个单位且其他预测变量不变时 $E(y)$ 的改变量。因此，可以获得如下的解释：

　　$\hat{\beta}_1 = 0.018\ 35$：据推测，当 SAS 评分 x_2 与疼痛病史 x_3 保持固定不变时，患者的年龄每增加 1 岁，头痛评分增加 $0.018\ 35$。

　　$\hat{\beta}_2 = 0.076\ 279$：据推测，当年龄 x_1 与疼痛病史 x_3 保持固定不变时，患者的 SAS 评分每增加 1 分，头痛评分增加 $0.076\ 279$。

　　$\hat{\beta}_3 = 0.055\ 973$：据推测，当年龄 x_1 与 SAS 评分 x_2 保持固定不变时，患者的疼痛病史 x_3 每增加 1 个月，头痛评分增加 $0.055\ 973$。

　　$\hat{\beta}_0 = 6.775\ 4$ 在这个例子中没有什么意义的解释。当 $x_1 = 0$，$x_2 = 0$，$x_3 = 0$ 时，$\hat{y} = \hat{\beta}_0$。因此，$\hat{\beta}_0 = 6.775\ 4$ 表示当所有预测变量等于 0 时的估计均值。由于在实际生活中并不存在 0 岁的患者、

完全无焦虑情绪的人，$\hat{\beta}_0$ 的值没有任何意义。通常，除非将 x 值同时设为 0 时都有意义，不然 $\hat{\beta}_0$ 不会有实际的解释。

四、ε 方差 σ^2 的估计

与简单线性回归相同，σ^2 是模型力度的一个重要的测度。如果 $\sigma^2 = 0$，所有的随机误差将等于 0，且预测方程 $\hat{y}$ 将等于 $E(y)$。反之，σ^2 越大，ε 的波动范围也越大，预测方程 $\hat{y}$ 与均值 $E(y)$ 之间的偏差也越大。因此，σ^2 的值越大，模型参数的估计误差与预测一组特定值 x_1、x_2、$\cdots$、x_k 的 y 值的误差也越大。σ^2 在推断 β_0、β_1、$\cdots$、β_k、估计 $E(y)$ 及预测一组特定值 x_1、x_2、$\cdots$、x_k 的 y 值时起着重要作用。

由于随机变量 ε 的方差 σ^2 几乎未知，必须使用回归分析的结果来估计它的值。回想一下，对于一组给定的值 x_1、x_2、$\cdots$、x_k 来说 σ^2 是随机误差 ε 的概率分布的方差；因此，它是 y 值（对于给定的 x_1、x_2、$\cdots$、x_k）与均值 $E(y)$ 偏差平方的平均值。由于预测值 $\hat{y}$ 估计了每个数据点的 $E(y)$，似乎能用 $SSE = \sum(y_i - \hat{y}_i)^2$ 构建 σ^2 的估计值。那么，有着 k 个预测变量的多元回归的 σ^2 的估计为

$$s^2 = MSE = \frac{SSE}{n-(k+1)} \qquad (\text{式 5-58})$$

上文提到，简单线性回归模型的估计为 $s^2 = SSE / (n-2)$，注意分母为 $n-\beta$ 的个数。在例 5-8 中，发现 $SSE = 29.172\,1$。由于必须估计 4 个参数：β_0、β_1、β_2、β_3，所以 σ^2 的方差为

$$s^2 = \frac{SSE}{n-4} \qquad (\text{式 5-59})$$

对于这个例子的分式为

$$s^2 = \frac{SSE}{30-4} = \frac{29.172\,1}{30-4} = 1.122\,0$$

在许多统计软件的输出中，s^2 被称为均方误差（mean square error，MSE）。均方误差的单位是响应变量 y 的单位的平方。如果 y 的单位为年，则 s^2 的单位为（年）^{2}。这使得对 s^2 的有意义的解释变得困难，因此，使用标准偏差 s 提供更有意义的可变性度量。在这个例子中，$s = \sqrt{1.122\,0} = 1.059\,2 \approx 1.06$，与例 5-8 MATLAB 结果中的均方根误差相同。

（吴雷鸣）

第四节　模型适用性检验与修正

一、模型适用性检验

（一）模型效力的评估：斜率 β 的推断和方差 F 检验分析

根据例 5-4，假设个体的头痛评分与头痛病史之间紧密相连。如果 x 对 y 的预测提供了有用

的信息，那么，预测概率模型

$$y = \beta_0 + \beta_1 x + \varepsilon \qquad (式5-60)$$

其中 β_0 的值和 β_1 的值说明了什么？这表明 y 的均值随着 x 的变化而变化，即 x 影响着 y 的变化。在直线模型中，这意味着真实斜率 β_1 必须不等于 0。因此，为了验证原假设 y 可由 x 预测，检验

$$H_0 : \beta_1 \neq 0$$

$$H_1 : \beta_1 = 0$$

如果数据支持备择假设，认为 x 不能用来预测 y。因此，在某种程度上，这就是模型的假设检验。

如果使用在第三节提到的关于 ε 的 4 个假设，那么 $\hat{\beta}_1$ 的样本分布将服从均值为 β_1，标准差为

$$\sigma_{\hat{\beta}_1} = \frac{\sigma}{\sqrt{SS_{xx}}} \qquad (式5-61)$$

$\hat{\beta}_1$ 的正态分布（图 5-11）。

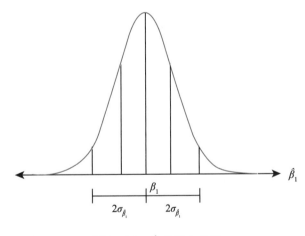

图 5-11 $\hat{\beta}_1$ 的样本分布

由于 σ 通常是未知的，检验统计一般为学生 t 检验的形式，如下所示：

$$t = \frac{\hat{\beta}_1 - \beta_1 的假设值}{s_{\hat{\beta}_1}} = \frac{\hat{\beta}_1 - 0}{\frac{s}{\sqrt{SS_{xx}}}} \qquad (式5-62)$$

注意，这里用 s 替换了 σ。学生 t 检验的自由度与 s 相关的自由度是相等的。当假设模型是直线模型，那么自由度为（ $n-2$ ）。

目前，在获取了模型的统计量，如何假设检验模型的效力至关重要。因此，引用在第五章第二节中所介绍的假设检验，在表 5-10 中对 β_1 做了三种假设。在表 5-10 中，$P_{t>t_\alpha} = \alpha$，$P_{t>t_c} = \frac{\alpha}{2}$，$t_c =$ 检验统计量，t 分布是基于自由度（ $n-2$ ），并且 $\alpha = P_{\text{I型错误}} = P_{\text{拒绝}H_0|H_0\text{为真}}$。

表 5-10　模型效力的检验

	单侧检验		双侧检验
	$H_0: \beta_1 = 0$ $H_1: \beta_1 < 0$	$H_0: \beta_1 = 0$ $H_1: \beta_1 > 0$	$H_0: \beta_1 = 0$ $H_1: \beta_1 \neq 0$
拒绝域	$t < -t_\alpha$	$t > t_\alpha$	$\|t\| > t_{\frac{\alpha}{2}}$
P	$P_{t < -t_\alpha}$	$P_{t > t_\alpha}$	$2P_{t > t_c}$ 如果 t_c 为正 $2P_{t < t_c}$ 如果 t_c 为负
可信区间 $100\%(1-\alpha)$			$\hat{\beta}_1 \pm t_{\frac{\alpha}{2}} s_{\hat{\beta}_1}, s_{\hat{\beta}_1} = \dfrac{s}{\sqrt{SS_{xx}}}$

例 5-9　用 t 检验计算例 5-6 简单线性模型的可信区间。

解：由表 5-10 得，当 $\alpha = 0.05$ 时，双侧检验的拒绝域为

$$|t| > t_{0.025} = 3.182$$

根据表 5-3，可得 $\hat{\beta}_1 = 0.075$，$s = 1.18$。再根据式 5-33 计算得 $SS_{xx} = 4\,137.4$。因此，t 统计量为

$$t = \frac{\hat{\beta}_1}{\dfrac{s}{\sqrt{SS_{xx}}}} = \frac{0.075}{\dfrac{1.18}{\sqrt{4\,137.4}}} = 4.088\,3$$

可信区间为

$$\hat{\beta}_1 \pm (t_{0.025}) s_{\hat{\beta}_1} = 0.075 \pm (3.182)\left(\frac{1.18}{\sqrt{4\,137.5}}\right)$$

$$= 0.075 \pm 0.058\,4$$

可以使用 MATLAB 的 $CI = \text{coefCI(mdl)}$ 命令来计算可信区间，计算过程如下所示。在 MATLAB 最后的结果中，$[8.436\,0, 11.746\,1]$ 为 $\hat{\beta}_0$ 的可信区间，$[0.037\,9, 0.112\,9]$ 为 $\hat{\beta}_1$ 的可信区间。由于计算精度的不同，因此该结果与上述计算稍有差异。

```
>> Pain_score = [11,12,12,13,12,14,13,11,12,11,13,13,14,12,13,13,12,16,15,14,15,14,13,17,13,14,15,
14,13,15];
>> X = Pain_medical_history;
>> Y = Pain_score;
>> mdl = fitlm(X,Y)
mdl =
线性回归模型：
    y ~ 1 + x₁
```

估计系数：

	Estimate	SE	tStat	pValue
(Intercept)	10.091	0.80798	12.489	5.7698e-13
x_1	0.075386	0.018298	4.1199	0.00030442

观测值数目：30，误差自由度：28

均方根误差：1.18

R 方：0.377，调整 R 方 0.355

F 统计量（常量模型）：17，P = 0.000304

\>> CI = coefCI(mdl)

CI =

     8.4360   11.7461

     0.0379   0.1129

对于例 5-8 的多元回归模型，同样可以采用上述方法分析各个未知变量 β_0、β_1、…、β_k 的 t 值和可信区间，进而判断模型的统计效力。

虽然上述提出的 t 统计量在模型斜率效力检验中被广泛使用，但是，这种方法通常不是确定整个模型是否为预测 y 提供信息的优良方法。如果要进行一系列 t 检验来确定预测变量是否有助于预测关系，那么在决定模型中保留哪些项及排除哪些项时，很可能会犯一个或多个错误。

假设拟合具有 10 个预测变量 x_1、x_2、…、x_{10} 的一阶模型，并决定对模型中的 10 个单独的 β 进行 t 检验（$\alpha = 0.05$）。即使模型中的所有参数 β（除了 β_0）都等于 0，在大约 40% 的情况下，至少会错误地拒绝原假设一次并得出某个 β 参数不为 0 的结论。换句话说，总体 I 类错误约为 0.40，而不是 0.05。

因此，在考虑大量预测变量的多元回归模型中，进行一系列 t 检验可能会导致实验者保留大量无关变量而排除一些重要变量。如果想测试多元回归模型的效用，将需要一个全局测试（一个包含所有 β 参数的测试）。

对于多元回归模型 $E(y) = \beta_0 + \beta_1 x_1 + \beta_2 x_2 + \cdots + \beta_k x_k$，将检验

$$H_0 : \beta_0 = \beta_1 = \beta_2 = \cdots = \beta_k = 0$$

H_1：至少有一个系数不为 0

用于检验这个假设的统计量为 F 检验，并且检验的表达式为

$$F = \frac{\dfrac{SS_{yy} - SSE}{k}}{\dfrac{SSE}{n - (k+1)}} = \frac{\text{均方（模型）}}{MSE} \qquad (式 5\text{-}63)$$

注意，F 统计量的分母表示模型中的未解释（或误差）的变异，分子表示模型中可解释 y 的变量。由于 F 统计量为解释的变异与未解释的变量的比值，因此模型的总变异越大，F 统计量也越大。检验 F 统计量的步骤与 t 统计量一致，这里不再赘述。

（二）模型的决定系数 R^2

在回归分析中，另一种衡量模型效力的方法就是衡量 x 对 y 的贡献大小。为了衡量贡献大小，使用 x 提供的信息计算 y 的预测误差缩小了多少。

为了说明这一点，假设收集了一组样本，并绘制出了其散点图（图 5-12A）。假设 x 没有为 y 的预测提供任何信息，那么 y 值的最佳预测是其样本均值 $\bar{y}$（图 5-12B 中的水平线）。图 5-12B 中的垂线段表示数据点关于 $\bar{y}$ 的偏差。注意，模型 $\bar{y} = \hat{y}$ 的偏差的平方和为

$$SS_{yy} = \sum \left(y_i - \bar{y}\right)^2 \qquad （式 5-64）$$

现在假设用同一组数据集已经拟合除了一条最小二乘直线，并定位出了点在直线上的偏差（图 5-12C）。比较图 5-12B 和图 5-12C 中预测直线的偏差，可以看到：

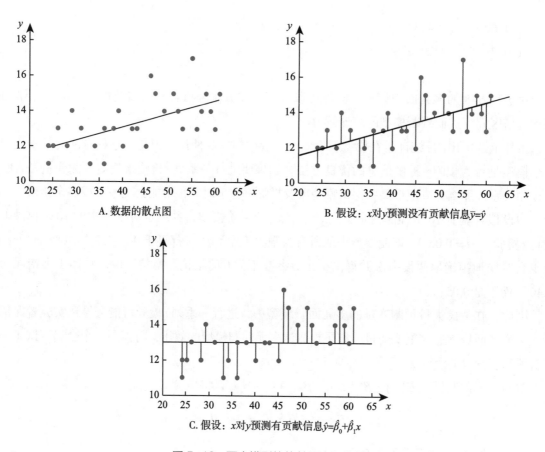

A. 数据的散点图

B. 假设：x 对 y 预测没有贡献信息 $\bar{y}=\hat{y}$

C. 假设：x 对 y 预测有贡献信息 $\hat{y}=\hat{\beta}_0+\hat{\beta}_1 x$

图 5-12 两个模型的偏差平方和比较

（1）如果 x 对 y 的预测贡献很少或没有信息，则两条线的偏差平方和 SS_{yy} 几乎相等。

（2）如果 x 确实为 y 的预测提供了有效信息，那么 SSE 将小于 SS_{yy}。事实上，如果所有的点都落在最小二乘直线上，那么 $SSE = 0$。衡量最小二乘方程 $\hat{y} = \hat{\beta}_0 + \hat{\beta}_1 x$ 性能的一种简便的方法是计算可归咎于 x 的偏差的平方和减小量占 SS_{yy} 的比值。这个量称为决定系数，表示为

$$R^2 = \frac{SS_{yy} - SSE}{SS_{yy}} = 1 - \frac{SSE}{SS_{yy}} \qquad （式 5-65）$$

在简单线性回归中，决定系数可以被表示为简单线性相关系数 r 的平方。注意，R^2 的取值范围总是在 0～1 之间，因为 $SS_{yy} \geqslant SSE$。因此，R^2 等于 0.6 意味着 y 值与其预测值（使用最小二乘方程 $\hat{y}$ 来预测 y，而不是 $\bar{y}$）的偏差的平方和已经减小了 60%。

R^2 更为实际的解释如下。如果 SS_{yy} 表示均值附近 y 值得"样本总变异"，SSE 表示在拟合最小二乘直线 $\hat{y}$ 后的"未解释的样本变异"，那么（$SS_{yy} - SSE$）可归咎于与 x 具有线性关系的 y 值的"被解释的样本变异"。因此，R^2 的文字描述为：R^2 等于由 y 和 x 的线性关系所解释变异水平的占样本总变异水平的比例。

$$R^2 = \frac{SS_{yy} - SSE}{SS_{yy}} = \frac{解释样本的变异}{样本总变异} \qquad （式5-66）$$

在多元回归分析中，只有当样本包含的数据点多于模型中的 β 数量时，使用 R^2 的值来衡量线性模型对于预测 y 的有用程度才有效。因此，在多元回归分析中，用调整后的多重决定系数 R_a^2 替代 R^2。调整后的多重决定系数 R_a^2 如下所示：

$$R_a^2 = 1 - \left[\frac{(n-1)}{n-(k+1)}\right]\left[\frac{SSE}{SS_{yy}}\right] \qquad （式5-67）$$
$$= 1 - \left[\frac{(n-1)}{n-(k+1)}\right]\left[1 - R^2\right]$$

不难发现，$R_a^2 \leqslant R^2$，并且对于拟合效果不好的模型，R_a^2 是负值。尽管 R_a^2 和 R^2 统计效力很大，但他们只是样本统计量。因此，仅通过这些值来判断模型的实用性是不足够的。在实际应用中，常将其与方差分析的 F 检验结合起来。如果模型在 F 检验上具有统计效力，则 R_a^2 可用来描述被解释变量 y 的量化程度。

二、残差分析

与回归分析有关的许多推论的有效性取决于误差项 ε。因此，当检验关于回归系数的假设或为 y 的未来值估计预测区间时，必须假设：①ε 是正态分布；②均值为 0；③方差 σ^2 是恒定的；④所有的误差项都是不相关的。经验表明，只要与假设的偏差不太大，最小二乘回归分析就会产生可靠的统计检验和可信区间。此外，下面这些工具将帮助评估模型的效用，并且在某些情况下，可能会建议对模型进行修改，以便更好地描述平均响应。

（一）回归模型的残差

在多元回归模型中，误差项通常是不可观察的。要了解这一点，建立了

$$y = \beta_0 + \beta_1 x_1 + \beta_2 x_2 + \cdots + \beta_k x_k + \varepsilon \qquad （式5-68）$$

并解得误差为

$$\varepsilon = y - E(y) = y - (\beta_0 + \beta_1 x_1 + \beta_2 x_2 + \cdots + \beta_k x_k) \qquad （式5-69）$$

在使用数据得到回归系数的最小二乘估计 $\hat{\beta}_0$、$\hat{\beta}_1$、$\cdots$、$\hat{\beta}_k$ 之后，可以使用对应的回归残差估计与每个 y 值相关联的 ε 值，即观察到的与预测值的 y 之间的偏差：

$$\hat{\varepsilon}_i = y_i - \hat{y}_i \qquad (式5-70)$$

因此，定义回归残差为

$$\hat{\varepsilon} = y - \hat{y} \qquad (式5-71)$$

对于简单直线模型，绘制了其真实误差 ε 和残差 $\hat{\varepsilon}$（图5-13）。

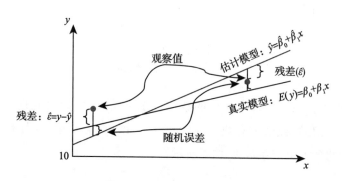

图5-13　真实误差 ε 和残差 $\hat{\varepsilon}$

（二）残差检测

假设式5-68的模型被正确地指定，即模型中的各项准确地表示了 y 与预测变量间的关系，并假设随机误差项 ε 均符合均值为0、方差为 σ^2 的分布。现在，假设有一个错误的模型，其均值由 $E_m(y)$ 表示，因此 $E(y) \neq E_m(y)$。错误指定模型的方程为 $y = E_m(y) + \varepsilon$，因此，$\varepsilon = y - E_m(y)$。易看出，对于错误指定的模型，$E(\varepsilon) = E(y) - E_m(y) \neq 0$，其违反了 $E(\varepsilon) = 0$ 的假设。因此，制定了以下3个步骤来帮助分析模型的错误：

第一步：绘制残差 $\hat{\varepsilon}$（纵轴）与预测变量 x_1、x_2、$\cdots$、x_k（横轴）的散点图。

第二步：绘制残差 $\hat{\varepsilon}$（纵轴）与预测值 y（横轴）的散点图。

第三步：在每个图中寻找有剧烈的变化趋势和残差超过 $2s$ 的样本点。任何这些样本点的存在都表明模型拟合有问题。

例5-10　分析表5-1中，疼痛病史（x）与头痛评分（y）的直线模型的合理性。

解：使用 Graph pad 绘制了模型的残差与疼痛病史的散点图（图5-14）。可以观察到，残差关于其均值不成分布（即不存在某种趋势）。因此，可以认为残差遵循 $E(\varepsilon) = 0$ 的假设，即该一阶线性模型成立。

上述方法可适用于多预测变量模型拟合检测。在具有多个预测变量的模型中，检测拟合不足的另一种方法是构造局部残差图。模型中第 i 个预测变量 x_i 的部分残差计算如下：

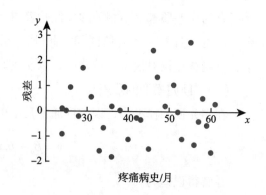

图5-14　一阶模型的残差图

$$\hat{\varepsilon}^* = y - \left(\hat{\beta}_0 + \hat{\beta}_1 x_1 + \hat{\beta}_2 x_2 + \cdots + \hat{\beta}_{i-1} x_{i-1} + \hat{\beta}_{i+1} x_{i+1} + \cdots + \hat{\beta}_k x_k \right) \qquad (式5-72)$$

其中，ε^* 为通用的回归残差。

部分残差度量的是其他预测变量（x_1、x_2、…、x_{i-1}、x_{i+1}、…、x_k）的影响被去除或计入之后 x_i 对响应变量 y 的影响。如果部分残差 ε^* 在直线模型中对 x_i 回归，得到的最小二乘斜率等于 β_i——从完整模型得到的 β 估计值。因此，当对 x_i 绘制部分残差时，点分散在斜率等于 β_i 的直线周围。这条线周围的异常偏差或模式表明该变量的拟合存在不适。与通常的残差图相比，部分残差与 x_i 的关系图通常可以揭示关于 y 和 x_i 之间关系更多的信息。特别是部分残差图通常可以更准确地指示如何修改模型，可参考 *A Second Course in Statistics Regress Analysis (seventh edition)*。

三、杠杆与强影响点的诊断

（一）杠杆值与异常点

上述回归分析均是基于预测变量进行的，还可以将其写作第 i 个预测值。$\hat{y}_i$ 可被写为 n 个观测值 y_1、y_2、…、y_n 的线性组合：

$$\hat{y}_i = l_1 y_1 + l_2 y_2 + \cdots + l_i y_i + \cdots + l_n y_n, i=1,2,\cdots,n \tag{式5-73}$$

其中，观察值的权重 l_1、l_2、l_i、…、l_n 是预测变量的函数。尤其，系数 l_i 衡量观测值 y_i 对其自身预测值 $\hat{y}_i$ 的影响，称为杠杆（与预测变量有关）。因此，杠杆值可被认为是有影响的观测值，即杠杆值越大，对应的观测 y 值对其预测值 $\hat{y}_i$ 的影响也就越大。

对于多元回归模型的杠杆，在不利用计算机计算会十分困难。幸运的是，SPSS、MATLAB 等统计软件提供了计算杠杆值的操作或函数。对于一个观测值的杠杆值，通常与所有 n 次观测的平均杠杆值进行比较，其中 k 为模型中 β 的数量（包括 β_0）。

$$\bar{l} = \frac{k+1}{n} \tag{式5-74}$$

在实际分析中，一般将观测值 y_i 的杠杆值 l_i 大于 2 倍的 $\bar{l}$ 的点视为杠杆点，即

$$l_i > \frac{2(k+1)}{n} \tag{式5-75}$$

例 5-11 为了更好地说明杠杆值的意义，并寻找高杠杆点，从表 5-1 中挑选了 7 例偏头痛患者的数据（表 5-11）。其中预测变量是疼痛病史，响应变量为头痛评分。计算预测变量观测值的杠杆值并判断是否有高杠杆点。

表 5-11 从表 5-1 中挑选的 7 例偏头痛患者数据

患者编号	疼痛病史（月）	头痛评分
1	25	12
2	38	13
3	42	13
4	46	16
5	52	14

患者编号	疼痛病史（月）	头痛评分
6	57	14
7	61	15

解：首先，利用 MATLAB 的 fitlm 函数计算上述模型的拟合，结果如下所示。模型的拟合方程为

$$\hat{y} = 10.36 + 0.076x$$

可以发现，模型的系数 β_1 的假设检验不显著，即一阶回归模型不成立。

线性回归模型：

$y \sim 1 + x_1$

估计系数：

	Estimate	SE	tStat	pValue
(Intercept)	10.36	1.6648	6.223	0.0015671
x_1	0.076266	0.035239	2.1643	0.08274

观测值数目：7，误差自由度：5
均方根误差：1.06
R 方：0.484，调整 R 方 0.38
F 统计量（常量模型）：4.68，P = 0.0827

由于验证上述假设模型，所以希望通过删减异常点而使模型成立。对 MATLAB 结果中的模型使用 SPSS26 计算了模型的杠杆值（表 5–12）之后，以杠杆值为纵轴，预测变量疼痛病史为横轴绘制了散点图（图 5–15）。

表 5-12　例 5-8 中回归模型的杠杆值

编号	x［疼痛病史（月）］	y（头痛评分）	杠杆值 l_i
1	25	12	0.48
2	38	13	0.068
3	42	13	0.016
4	46	16	2×10^{-5}
5	52	14	0.042
6	57	14	0.14
7	61	15	0.25

为了评估各观测值的杠杆值是否为杠杆值，根据式 5-74，可计算杠杆值的均值（$\bar{l}/2$ 见图 5-15 虚线）为

$$\bar{l} = \frac{k+1}{n} = \frac{2+1}{7} = 0.428\,6$$

可以发现，第 1 个观测值与第 7 个观测值的杠杆值不满足（式 5-75）（$l_i > \dfrac{2(k+1)}{n}$）。将这两个观测值删除，重新拟合模型，修改后的模型的拟合结果如下所示。

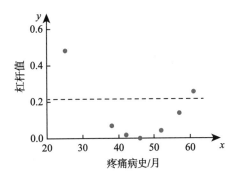

图 5-15　杠杆值对疼痛病史的散点图

线性回归模型：

$y \sim 1 + x_1$

估计系数：

	Estimate	SE	tStat	pValue
(Intercept)	10.387	0.30927	33.585	5.8032e-05
x_1	0.065731	0.0069907	9.4026	0.08274

观测值数目：5，误差自由度：3
均方根误差：0.175
R 方：0.967，调整 R 方 0.956
F 统计量（常量模型）：88.4，P = 0.00255

此时发现，模型系数的假设检验显著，并且模型的 R^2 接近 1，说明该模型成立并且有着良好的拟合测度。

除了杠杆值可以找出模型的强影响点外，标准化残差也是常用的找出强影响点的方法之一。其基本思想就是将模型的残差进行标准化处理，即

$$z_i = \frac{\varepsilon_i}{s} = \frac{y_i - \hat{y}_i}{s} \qquad (式\ 5\text{-}76)$$

其中，s 为残差估计的标准差（或模型的 Root MSE）。用杠杆值可表示为

$$z_i = \frac{\hat{\varepsilon}_i}{s\sqrt{1-l_i}} = \frac{y_i - \hat{y}_i}{s\sqrt{1-l_i}} \qquad (式\ 5\text{-}77)$$

尽管期望所有的回归残差都落在均值 0 的三个标准差之内，但有时总有一个或几个残差落在区间之外。残差非常大或非常小的观测值（距离 0 超过 3 个标准差）被称为异常值。因此，标准化残差绝对值超过 3 的观测结果被认为是异常值。注意，作为标准化残差的替代，一些软件包计算学生化残差之所以这样命名，是因为它们遵循一个近似的学生 t 分布。这里不再赘述。

（二）Cook 距离

R. D. Cook 提出了一种衡量孤立观察对 β 系数估计的总体影响的方法。第 i 次观测的 Cook 距离 C_i 计算如下：

$$C_i = \frac{(y_i - \hat{y}_i)^2}{(k+1) MSE} \left[\frac{l_i}{(1-l_i)^2} \right] \qquad （式 5-78）$$

注意，C_i 依赖于第 i 个杠杆值的残差（$y_i - \hat{y}_i$）和杠杆值 l_i。虽然从公式中看不到结果，但 C_i 是 $\hat{\beta}_0$ 和 $\hat{\beta}_0^{(i)}$、$\hat{\beta}_1$ 和 $\hat{\beta}_1^{(i)}$、$\hat{\beta}_2$ 和 $\hat{\beta}_2^{(i)}$ 之间距离的总和。C_i 值越大，说明观测到的 y_i 对估计的系数 β 有较大的影响。当 C_i 值大到一定程度时，可将其认作强影响点。与其他影响的数值测量一样，在大多数统计软件包中都有计算 Cook 距离的选项。

例 5-12 判断例 5-8 模型是否存在强影响点。

表 5-13　例 5-8 中回归模型的 Cook 距离

编号	x[疼痛病史（月）]	y（头痛评分）	Cook 距离 C_i
1	25	12	0.14
2	38	13	0.01
3	42	13	0.032
4	46	16	0.39
5	52	14	0.01
6	57	14	0.12
7	61	15	7×10^{-5}

解：在例 5-8 中，已经判断出该模型中存在强影响点。因此，使用 SPSS 获得了该模型各观测值的 Cook 距离 C_i（表 5-13）。Cook 距离 C_i 与预测变量疼痛病史的散点图如图 5-16 所示。可以发现，第 4 组观测值的 Cook 距离显著的大于其他观测值的 Cook 距离，因此将其认定为强影响点。

如下所示，为删除第 4 个观测值后模型的拟合结果。

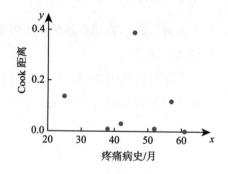

图 5-16　杠杆值对疼痛病史的散点图

线性回归模型：

y ~ 1 + x₁

估计系数：

	Estimate	SE	tStat	pValue
(Intercept)	10.023	0.43442	23.071	2.0916e-05
x_1	0.075872	0.0091561	8.2866	0.0011578

观测值数目：6，误差自由度：4

均方根误差：0.275

R 方：0.945，调整 R 方 0.931

F 统计量（常量模型）：68.7，P = 0.00116

经过与例 5-11 MATLAB 的计算结果比较发现，修改后模型系数的显著性明显小于修改前，并且模型的 R^2 也大大提升。这再次证明，第 4 个观察值确实为模型的强影响点。

四、多重共线性分析

一般情况下，当线性回归中预测变量的个数大于等于 2 时，可以猜测模型中是否存在冗余信息。也就是说，预测变量之间并非独立，而是相互关联的。例如，假设构建了一个模型，通过 SAS 评分 x_1 与疼痛病史 x_2 来预测患者的头痛评分指数 y。一般认为更高的头痛评分需要更长的头痛病史，同时需要更高的 SAS 评分。显然，SAS 评分 x_1 与疼痛病史 x_2 都为头痛评分提供了预测信息，但由于 x_1 与 x_2 是相关的，因此有部分信息是重叠的。可以认为，当回归中使用的两个或两个以上预测变量中度或高度相关时，存在多重共线性问题 (multicollinearity)。该问题很难被察觉，它并不是一种能通过考察回归残差来揭示的模型设定错误，而是一种数据有缺陷的情况。

检测多重共线性问题有很多种方式。预测变量之间存在强相关关系会导致回归系数的估计往往不稳定。在寻找理想的模型时，对数据点做增、删、变换的过程中可能出现一些系数不稳定的多重共线性征兆：①增删某个变量时，系数的估计会产生很大改变；②改变或者删除一个数据观测值时，系数的估计会产生很大改变。

确定了理想的模型且残差图令人满意时，如下情况也可能会存在多重共线性：①系数估计的代数符号与事先预计不相符；②预计比较重要的变量其系数的标准误很大。

此外，也可以通过观察预测变量之间的相关系数大小来判断该问题。如果某对预测变量的相关系数很大，则表明这对变量之间存在较强的线性关系。但是一个线性关系可能涉及多个预测变量，通过简单相关系数不一定能发现这种关系。对多重共线性的全面考察，需要涉及每个预测变量关于所有其他预测变量回归的 R^2。预测变量之间的关系可以由方差膨胀因子（variance inflation factor，VFI）来判断。设 R_j^2 为预测变量 X_j 关于所有其他预测变量作回归得到的决定系数，那么 X_j 的方差膨胀因子为

$$VIF_j = \frac{1}{1-R_j^2} \quad (i=1,2,\cdots,m) \qquad （式 5-79）$$

可以看出，如果 X_j 与其他预测变量没有线性关系，R_j^2 较小，VIF_j 接近 1。如果 X_j 与其他预测变量有强线性关系，R_j^2 接近 1，VIF_j 非常大。一般方差膨胀因子的值大于 10，即认为存在共线性问题。

多重共线性的最初来源主要有四种：①所使用的数据采集方法；②对模型的约束或总体的约束；③模型设定；④过度定义模型。其中在医学研究和行为研究中经常由于第四种来源导致多重共线性问题。因为在研究中只存在可以获得的少量对象，而每个对象又收集了大量预测变量的信息。在这种背景下，可以依靠三种建议处理多重共线性问题：

（1）对更小的预测变量集合重新定义模型。

（2）仅适用于原始预测变量的子集进行初步研究。

（3）使用岭回归或者主成分回归方法等其他方法进行回归分析。岭回归和主成分回归与普通最小二乘方法的不同之处在于，这两种方法对回归系数的估计是有偏的。在存在共线性问题时，与普通最小二乘方法相比，这两种方法得到的系数估计精度更高，在对新数据作预测时误差更小。

（吴雷鸣）

第五节　疼痛敏感性与脑白质神经机制在性别间的差异

一、问题

本案例研究涉及临床医生、心理学研究人员等感兴趣的问题，即个体的疼痛阈值与疼痛评分之间的关系。任何人的疼痛阈值可能会根据测量时个体的情绪、个体的精神状态、个体对疼痛的感官不同而不同。因此，将疼痛阈值当作一个具有相对频率分布的函数，这种分布的平均值可能视为疼痛敏感性的衡量标准。据推测，本案例研究的目的是检验个人的平均耐受阈值与以下预测变量之间的关系：①个体对疼痛的恐惧值；②个体对疼痛的焦虑值；③个体疼痛阈限。

本案例研究的目标有两个：①确定数据是否表明个体疼痛阈值与个体对疼痛的认知有关。也就是说，数据是否提供了足够的证据表明这些变量为预测疼痛敏感性提供了信息？②获得疼痛恐惧、疼痛焦虑和个体对疼痛的敏感程度与个体耐受阈限之间的预测方程，并确定这种关系对不同性别是否相同。换句话说，医生是否需要对不同性别的人群采取不同的评价标准？

二、数据

这项研究的数据（表5-14）由西安电子科技大学脑影像研究团队提供，包括100名年龄在18～35岁健康人群的疼痛实验室测量数据和相关量表。在影响疼痛敏感性的众多因素中，男性与女性在疼痛相关的负面情绪方面有所不同。与这两个性别相关的疼痛量表和实验室测量的疼痛数据子集被用来建立一个将疼痛敏感性和耐受阈限与性别相关联的预测方程。

表5-14　100名健康人的负性情绪与疼痛阈限的数据

编号	性别 （1：男，0：女）	负性情绪		疼痛阈限（s）	耐受阈限（s）
		FPQ（疼痛恐惧量表）	PASS（疼痛焦虑量表）		
1	1	107	60	5.31	13.36
2	1	75	20	22	44
3	1	87	46	6.52	16.20
4	1	122	53	3.42	13.78
5	1	98	58	14.95	29.08

续表

编号	性别 （1：男，0：女）	负性情绪		疼痛阈限（s）	耐受阈限（s）
		FPQ（疼痛恐惧量表）	PASS（疼痛焦虑量表）		
6	1	77	57	4.38	10.53
7	1	83	36	37.05	66.95
8	1	67	31	5.63	16.17
9	1	101	34	1.95	13.40
10	1	72	16	11.40	29
11	1	101	63	6.10	15.20
12	1	68	57	9.17	18.18
13	1	84	39	4.84	16.14
14	1	57	31	4.76	14.97
15	1	82	41	3.60	13.80
16	1	53	23	6.44	18.78
17	1	85	40	3.05	13.55
18	1	98	59	7.40	18.60
19	1	82	16	10.19	29
20	1	85	52	5.46	15.66
21	1	69	48	12.07	25.66
22	1	95	61	10.15	22.91
23	1	75	22	3.97	17.95
24	1	70	27	3.99	17.23
25	1	86	44	6.58	20.01
26	1	81	46	2.65	12.95
27	1	69	12	22.98	50.04
28	1	85	43	9.31	24.49
29	1	78	56	14.62	30.10
30	1	107	45	6	21
31	1	101	32	5.09	21.28
32	1	110	37	6.08	22.86
33	1	115	52	2	14.30
34	1	122	49	7.67	24.58
35	1	68	35	7.20	21.66
36	1	89	54	8.32	22.32
37	1	104	52	5.54	19.72
38	1	86	48	1.84	12.89
39	1	87	29	6.32	23.47
40	1	104	56	7.87	23.23
41	1	102	48	6	21.57

续表

编号	性别（1：男，0：女）	负性情绪		疼痛阈限（s）	耐受阈限（s）
		FPQ（疼痛恐惧量表）	PASS（疼痛焦虑量表）		
42	1	133	79	4.32	16.33
43	0	123	49	2.07	10.8
44	0	99	68	2.54	6.19
45	0	114	48	3.84	13.12
46	0	84	45	3.40	10.18
47	0	72	46	3.05	8.38
48	0	103	44	2.72	11.06
49	0	121	33	2.96	15.09
50	0	79	63	16.56	28.29
51	0	95	42	9.26	21.76
52	0	97	58	11.56	22.87
53	0	103	47	6.60	17.52
54	0	76	40	5.93	15.23
55	0	72	39	9	20
56	0	90	47	4.15	12.66
57	0	106	80	1.04	3.60
58	0	110	62	5.75	14.66
59	0	123	38	5.70	20
60	0	92	35	1.89	11.65
61	0	118	61	1.16	8.42
62	0	92	62	1.43	6.32
63	0	94	45	1.96	10.50
64	0	85	34	1.85	11.41
65	0	126	64	6.04	17.07
66	0	93	55	14.45	29.19
67	0	69	36	6.56	17.75
68	0	80	39	5	15.80
69	0	94	45	6.89	19.08
70	0	74	59	0.58	4.85
71	0	92	38	7.04	20.49
72	0	104	57	3	12
73	0	91	37	1.02	11.11
74	0	55	50	2.30	7.63
75	0	92	66	1.43	7.04
76	0	112	76	4.89	12.71
77	0	115	20	6.79	25.86

编号	性别 （1：男，0：女）	负性情绪		疼痛阈限（s）	耐受阈限（s）
		FPQ（疼痛恐惧量表）	PASS（疼痛焦虑量表）		
78	0	107	48	3.22	14.83
79	0	103	55	4.46	15.34
80	0	113	48	4.96	18.30
81	0	96	43	42.04	76.48
82	0	104	57	1.46	10.53
83	0	118	43	7.94	24.59
84	0	78	52	7	18
85	0	91	57	9.70	22.80
86	0	98	53	8.24	21.84
87	0	80	25	11.20	29.71
88	0	93	60	6.29	17.42
89	0	92	42	3.46	15.98
90	0	71	24	14.05	34.05
91	0	80	42	2.50	13.50
92	0	126	48	2.50	16.71
93	0	67	22	3.75	17.76
94	0	91	38	2.10	14.70
95	0	88	56	6.10	17.78
96	0	65	38	2.28	12.73
97	0	81	53	6.46	18.53
98	0	90	56	4.62	16
99	0	87	54	1.62	11.62
100	0	101	54	23.07	47.06

三、耐受阈限模型

作为解释疼痛敏感性模型的初步尝试，研究人员考虑了以下一阶模型：

模型 1
$$E(y) = \beta_0 + \overbrace{\beta_1 x_1}^{\text{疼痛敏感性}} + \overbrace{\beta_2 x_2}^{\text{疼痛恐惧分数}} + \overbrace{\beta_3 x_3}^{\text{疼痛焦虑分数}}$$

模型 1 假设平均耐受阈限 y 与各预测变量之间为线性关系，各 x 对 y 的影响独立于其他 x（即无交互作用）。

该模型使用 MATLAB 的拟合结果及输出上的关键数字解释如下：

线性回归模型：

$y \sim 1 + x_1 + x_2 + x_3 + x_4$

估计系数：

	Estimate	SE	tStat	pValue
(Intercept)	6.9996	2.0811	3.3634	0.00111112
x_1	1.5973	0.027227	58.667	0
x_2	0.089753	0.01127	7.9637	3.59e–12
x_3	–0.17507	0.0141214	–12.317	0
x_4	3.0057	4.4284	0.67874	0.49895

观测值数目：100，误差自由度：95

均方根误差：1.72

R 方：0.976，调整 R 方 0.975

F 统计量（常量模型）：980，P = 2.77e–76

全局 $F = 1.31e+03$（$P = 8.84 \times 10^{-78}$）：在任何显著水平 $\alpha > 0.1$，拒绝原假设 $H_0: \beta_0 = \beta_1 = \beta_2 = \beta_3 = 0$。因此，有充分的证据表明该模型在"统计学上"对预测平均耐受阈限 y 是有意义的。

$R_a^2 = 0.975$：考虑模型中样本大小与 β 参数个数后，平均耐受阈限约 97.5% 的样本变化由疼痛敏感性（x_1）、FPQ（x_2）和 PASS（x_3）的一阶模型解释。

$s = 1.72$：约 97.5% 的个人平均耐受阈限将落在一阶模型预测值的 $2s = 3.44$ 范围内。

$\hat{\beta}_1 = 1.598\,9$：在 FPQ（x_2）和 PASS（x_3）不变的情况下，估计疼痛敏感性（x_1），平均耐受阈限 y 每增加 $1.598\,9s$。

$\hat{\beta}_2 = 0.088\,462$：在疼痛敏感性（$x_1$）和 PASS（$x_3$）不变的情况下，估计 FPQ（$x_2$）每增加 1 分，平均耐受阈限 y 每增加 $0.088\,462s$。

$\hat{\beta}_3 = -0.175\,83$：在疼痛敏感性（$x_1$）和 FPQ（$x_2$）不变的情况下，估计 PASS（$x_3$）每增加 1 分，平均耐受阈限 y 每减少 $0.175\,83s$。

注意：①模型三个预测变量的 t 检验极为显著（$P < 0.01$）；②这些变量的 VIF 都很小（表明多重共线性很小）。因此，一阶模型对耐受阈限的预测似乎是足够的。

在没有进一步分析的情况下，能确定额外的预测变量或高阶项是否改变预测方程吗？答案当然是否定的。下文将使用残差分析来帮助建立一个更好的模型。

四、模型残差的分析

模型 1 的残差用第 5 节讨论的图来分析。图 5-17 中的 SPSS 输出显示了标准化残差的直方图和正态概率图。两幅图似乎都支持误差正态分布的回归假设。

残差与预测耐受变量 y 以及每个预测变量关系图的 SPSS 输出如图 5-18 所示。除了疼痛敏感性一个或几个不同寻常的观察值（异常值）之外，这些图没有显示出明显的模式或趋势。因此，为了提高模型的拟合度或稳定误差的方差而对预测变量进行转换似乎不是必需的。

从表面上看，残差图似乎意味着无法对一阶模型进行调整以改进预测方程。然而，研究人员利用该医学知识和回归知识更仔细地检查了图 5-18，发现图中的残差实际上表现出了相当一致的模式。研究人员注意到，疼痛敏感性聚集于 0~20s，位于 20s 以上的少之甚少。

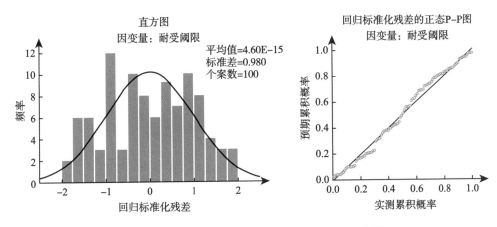

图 5-17 模型 1 残差图的 SPSS 直方图和正态图

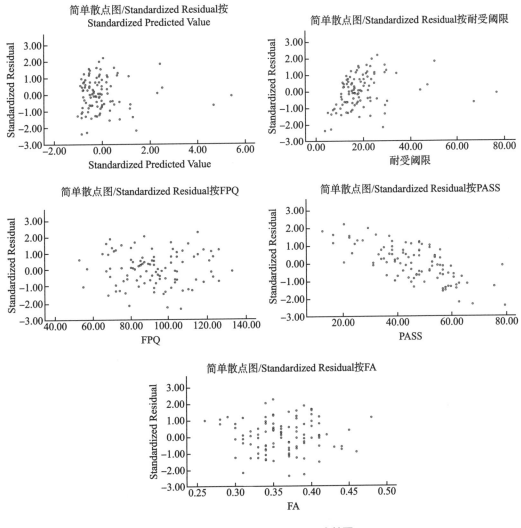

图 5-18 模型 1 的 SPSS 残差图

为了更清楚地看到研究人员观察到的情况，删除了疼痛敏感性大于 20s 的受试者，并明确该模型适用的范围（疼痛敏感性 ∈ [0,20]）。因此，可以通过删除模型中的部分数值来提高模型的拟合度。改变预测变量后，模型的标准化预测值与标准化残差的散点图如图 5-19 所示。虽然从残差模型中已无异常，但模型的拟合优度（R_a^2）下降。考虑模型中是否存在其他变量影响，导致模型在不同的数据中产生不同的结果，需要根据先验知识将性别这一因素加入模型中。

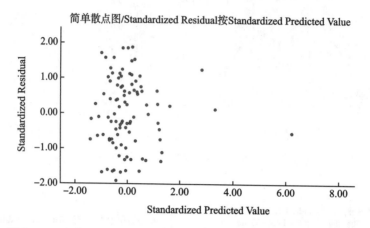

图 5-19　改变预测变量后模型的标准化预测值与标准化残差的散点图

五、模型的调整

为了解释模型中性别引起的效应，考虑虚拟变量

$$x_4 = \begin{cases} 1, \text{如果是男性} \\ 0, \text{如果是女性} \end{cases}$$

带有性别相关的模型采用了这种形式

模型 2 　　　$E(y) = \beta_0 + \overbrace{\beta_1 x_1}^{\text{疼痛敏感性}} + \overbrace{\beta_2 x_2}^{\text{疼痛恐惧分数}} + \overbrace{\beta_3 x_3}^{\text{疼痛焦虑分数}} + \overbrace{\beta_4 x_4}^{\text{性别影响项}}$

与模型 1 一样，模型 2 也考虑了耐受阈限与疼痛敏感性（x_1）、FPQ（x_2）和 PASS（x_3）之间的直线关系。然而，这些直线的 y 轴截距将取决于性别。

模型 2 的 MATLAB 输出结果如下所示。

线性回归模型：

$y \sim 1 + x_1 + x_2 + x_3 + x_4 + x_5$

估计系数：

	Estimate	SE	tStat	pValue
(Intercept)	5.5958	2.1718	2.5765	0.011607
x_1	1.6278	0.029725	54.761	0
x_2	0.093579	0.011053	8.4666	4.4198e–13
x_3	–0.1778	0.013728	–12.952	0
x_4	4.6419	4.4151	1.0514	0.29591
x_5	0.93789	0.34475	2.7205	0.0078241

观测值数目：95，误差自由度：90
均方根误差：1.61
R 方：0.974，调整 R 方 0.972
F 统计量（常量模型）：671，P = 1.3e−69

注意，模型 2 调整的 R^2 为 0.93，与模型 1 相比增加了 0.6%。这意味着性别（模型 2）比修正后的模型 1 解释了平均耐受阈限中大约 0.7% 的样本变化。这个增加在统计上是显著的吗？为了回答这个问题，通过测试

$$H_0 : \beta_4 = 0 \text{ 对 } H_1 : \beta_4 \neq 0$$

来检验性别的贡献。MATLAB 输出结果中性别（x_4）的检验统计量为 $t = 3.0655$，双尾 $P = 0.0028686$。因此，有充分的证据（$\alpha = 0.01$）证明 $\beta_4 \neq 0$，即性别项有助于平均耐受阈限的预测。

模型 2 可以通过添加交互项来改进吗？考虑模型 3：

模型 3
$$E(y) = \beta_0 + \overbrace{\beta_1 x_1}^{\text{疼痛敏感性}} + \overbrace{\beta_2 x_2}^{\text{疼痛恐惧分数}} + \overbrace{\beta_3 x_3}^{\text{疼痛焦虑分数}} + \overbrace{\beta_4 x_4}^{\text{性别影响项}}$$
$$+ \overbrace{\beta_5 x_1 x_4 + \beta_6 x_2 x_4 + \beta_7 x_3 x_4}^{\text{交互作用}}$$

注意，模型 3 包括性别（x_4）和每个定量预测变量之间的相互作用。这个模型允许 y 与 x_1、y 与 x_2、y 与 x_3 相关的直线斜率取决于性别（x_4）。模型 3 的 MATLAB 输出如下所示。

线性回归模型：

$y \sim 1 + x_1 + x_2 + x_3 + x_4 + x_5 + x_6 + x_7 + x_8 + x_9$

估计系数：

	Estimate	SE	tStat	pValue
(Intercept)	6.3089	2.6914	2.3441	0.011607
x_1	1.6354	0.033822	48.352	0
x_2	0.079938	0.01396	5.7262	1.485e−07
x_3	−0.17424	0.018015	−9.6715	2.1094e−15
x_4	5.6467	5.2855	−1.0683	0.28835
x_5	−0.7713	4.7111	−0.16372	0.87034
x_6	−0.022199	0.074426	−0.29826	0.76622
x_7	0.036034	0.023558	1.5296	0.1298
x_8	−0.016466	0.028485	−0.57807	0.56473
x_9	−1.8737	9.9487	−0.18834	0.85106

观测值数目：96，误差自由度：86

均方根误差：1.61

R 方：0.975，调整 R 方 0.972

F 统计量（常量模型）：369，P = 9.16e-65

为了确定这些交互项的重要性，检验了

$$H_0 : \beta_5 = \beta_6 = \beta_7 = 0$$

$$H_a : 至少有一个 \beta \neq 0$$

通过比较模型 2 和模型 3，进行与第五节中的嵌套模型部分检验来进行检验。通过计算 F 检验

$$F = \frac{\dfrac{SSE_R - SSE_C}{H_0 中 \beta 的个数}}{MSE_C} = \frac{\dfrac{SSE_2 - SSE_3}{3}}{MSE_3} = 1.707\,2$$

P（双侧置尾）<0.01。

因此，有充分的证据（$\alpha = 0.01$）拒绝 H_0，并得出至少一个交互 β 是非 0 的结论。这表明，在具有交互项的情况下，模型 3 比模型 2 更能预测平均疼痛阈限。模型 3 相对于其他两个模型的改进可以通过检查输出 R^2 和 s。对于模型 3，$R^2 = 0.932$，比模型 2 增加了约 0.2%，比模型 1 增加了 0.6%。模型 3 的标准差 $s = 1.62$，而模型 2 的标准差 $s = 1.63$，模型 1 的标准差 $s = 1.71$。因此，希望模型 3 能够预测个体的平均耐受阈限，其真实值为 $40s$。显然，一个融合了性别及疼痛敏感性、FPQ、PASS 的相互作用的模型，是一个更有用的平均耐受阈限 y 的预测器。

六、结论

已经演示了残差分析如何帮助研究人员找到最初从回归模型中遗漏的重要预测变量。然后，这种技术需要大量了解问题、数据和潜在的重要预测变量。如果不知道疼痛感知中存在性别问题，研究人员就无法增加残差图，也就不会看到去改进模型的潜力。

（吴雷鸣）

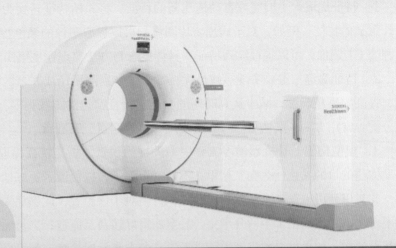

06

图像与
机器学习

机器学习的基本流程主要分为特征提取、特征筛选、模型构建、性能度量（图 6-1）。

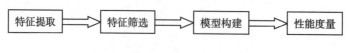

图 6-1　机器学习基本流程图

1. **特征提取**　主要完成自动构建新的特征，将原始特征转换为一组具有明显物理意义或者统计意义的特征。例如，对于病理切片图像，可以提取图像的颜色特征、细胞核的形状特征；对于肿瘤 CT 图像，可以提取纹理特征。具体概念与方法实现详见第四章。

2. **特征筛选**　主要实现寻找最优特征子集，剔除无用或冗余的特征，从而达到减少特征个数，提高模型精确度，减少运算时间的目的。特征筛选的方法很多，包括 F 检验、t 检验、相关性分析等常用方法。具体概念与方法实现详见第四章、第五章。

3. **模型构建**　是机器学习流程中最关键的一步，更是特征提取与特征筛选的目的。那么，模型构建的目的又是什么呢？这里，不妨举个例子，以便读者更好地理解。某患者已经确诊为癌症，此时患者可以正常生活、学习和工作，但对于该患者，此癌症未来有两种发展方式：一是病情不恶化，仍然能正常生活几十年，甚至病情好转乃至痊愈；二是癌症短时间内会恶化，威胁生命甚至死亡。如果可以预先知道该患者癌症的未来发展趋势，就可以对该患者作出正确、恰当的诊治。如果发展趋势是第一种状态，那么患者按时复查即可，不必加以复杂的治疗，避免过度治疗；反之，如果是第二种状态，就要及早地进行疾病干预，加以有疗效的药物，以遏制疾病的恶化。但医生不是先知，有什么手段可以帮助医生对患者疾病的未来发展作出预测呢？这就要借助机器学习，构建预测模型以实现对疾病发展情况的预测。此过程主要包括模型评估方法的选择、学习算法的选择，将分别在本章的第一节、第二节内容中进行叙述。

4. **性能度量**　不同的评估方法、不同的学习算法，将搭配出不同的学习模型。那么哪一种模型能更好地预测患者疾病的未来发展趋势呢？这就是性能度量，即评估得到的经训练数据集结合机器学习算法训练得到的预测模型，是否最优或者对新数据是否有较强的泛化能力。此过程将在本章第三节进行叙述。

值得一提的是，机器学习的常用方法主要分为有监督学习和无监督学习。有监督学习是对具有概念标记（分类）的训练样本进行学习，以尽可能对训练样本集外的数据进行标记（分类）预测，而无监督学习是对没有概念标记（分类）的训练样本进行学习，以发现训练样本集中的结构性知识。简单归纳为：是否有监督，就看输入数据是否有标签。输入数据有标签，则为有监督学习；没标签则为无监督学习。此外，弱监督学习是机器学习领域中的一个分支，与传统的监督学习相比，其使用有限的、含有噪声的或者标注不准确的数据进行模型参数训练。本章主要针对有监督学习中的二分类问题，所有数据均有标签且标签的种类为二。

（李楠）

第一节 模型的评估方法

学习能否成功的关键因素是假设空间复杂度和样本复杂度。一般情况下，通过实验测试评估模型的泛化能力，即使用一个"测试集"测试模型对新样本的判别能力。

部分学习方案包括两个阶段，一个是提出模型的基本结构，另一个是优化该模型结构所涉及的参数。在这种场景下，需要考虑三个数据集：训练集（training set）、验证集（validation set）和测试集（testing set）。训练集用于建立模型结构；验证集将用于模型的优化，或者用于从训练集制作的多个学习模型中选择特定模型；测试集则用来评估最终优化选择模型的泛化能力，但不会被用来构建学习模型。例如，当一个医学生在学习阅览影像时，看了 50 张某肿瘤的 CT 图像，学习过后老师又从这 50 张 CT 图像中抽取 10 张图像考察医学生的阅片能力，然而这个测试成绩无法反映出学生的学习效果。其中，训练集相当于学习的 50 张图像，测试集相当于抽取的 10 张图像。模型的学习能力就是"举一反三"的能力，要使学习效果更好，测试集则应该尽可能与训练集互斥，即测试样本尽量不在训练集中出现、未在训练过程中使用过，若测试样本被用于训练，则得到的将是过于"乐观"的估计结果。

如果存在大量的数据可用，则只需要选取一个合理的大样本进行训练，然后再选取另一个独立的、合理的大样本进行测试即可。但如果只有一个包含 m 个样本的数据集 $D = \{(x_1, y_1), (x_2, y_2), \cdots, (x_m, y_m)\}$，既要训练，又要测试，那如何才能做到呢？

一、留出法

留出法（hold-out）直接将数据集（dataset）划分为两个集合，这样两个集合是互斥的，其中一个集合作为训练集，另一个作为测试集。当然，如果需要，还应保留一部分用于验证。然后，在训练集上得到模型后，使用测试集评估其测试误差，作为对泛化误差的估计。例如，如果数据是时间序列数据（随时间收集），那么可以将前一部分数据作为训练集，后一部分数据作为测试集。在实际应用中，这种基于时间划分数据的过程是常用的，即现在预测未来。

例 6-1 假设一个包含某疾病患者和健康受试者的 1 000 张 CT 图像样本的数据集 D，将其 800 个样本划分为训练集，200 个样本为测试集。使用训练集进行训练后，如果模型在测试集上有 90 个样本分类错误，即测试集中存在将健康人判别为患者或将患者判别为健康人的情况，这样的错误划分共计 90 个，则其错误率即为 $9 \div 20 \times 100\% = 45\%$。

值得注意的是，为了避免因数据划分过程引入额外的偏差而对最终结果产生影响，数据集的划分要尽可能保持数据分布的一致性。例如，不同类数据在训练、测试和完整数据集中所占的比例应该大致相同。这种数据集划分过程中保留类别比例的方式，在采样中通常称为"分层采样"。如例 6-1，如果数据集 D 包含某疾病 500 名患者的 CT 图像样本、500 名健康受试者的 CT 图像样本，通过对数据集进行分层采样获得含 80% 样本的训练集和含 20% 样本的测试集，则分层采样得到的训练集和测试集中分别包含 400 名某疾病患者的 CT 图像样本、400 名健康受试者的 CT 图像样本，100 名某疾病患者的 CT 图像样本和 100 名健康受试者的 CT 图像样本。

另一个需要注意的问题是，即使在给定样本比例后，对初始数据集 D 的分割仍然存在多种划分方式。在例 6-1 中，同样是对包含 500 名某疾病患者的 CT 图像样本、500 名健康受试者的 CT 图像样本的数据集 D 进行划分，划分为含 80% 样本的训练集和含 20% 样本的测试集，可以

将 D 中的样本按照被采集者的年龄排序，然后将前 400 名患者的 CT 图像样本放到训练集中，也可以将最后 400 名患者的 CT 图像样本放到训练集中……这些不同的划分将导致不同的训练集、测试集，因此，模型评估的结果也会存在差别。单次留出法得到的估计结果往往不够稳定可靠，一般要采用若干次随机划分、重复进行实验评估后取平均值作为留出法的评估结果。例如，进行 100 次随机划分，每次产生一个训练集、测试集来进行评估实验，100 次评估就得到 100 个结果，而留出法最终则是这 100 个评估结果的平均。

二、交叉验证法

交叉验证法（cross validation）先将数据集 D 划分为 k 个大小相似的、互斥的子集，也称"折"，即 $D = D_1 \cup D_2 \cup \cdots \cup D_k$，$D_i \cap D_j = \varnothing$（ $i, j \in [1, k]$，且 $i \neq j$）。每个子集 D_i（ $i \in [1, k]$ ）都是从数据集 D 中通过分层采样得到，因此可以尽可能保持数据分布的一致性。训练和测试进行 k 次：在第 k 次的计算中，子集 D_k 作为测试集，其余 $k-1$ 个子集合并为训练集，共同用来训练模型（图 6-2）。这样就可获得 k 组训练集、测试集，可以进行 k 次训练和测试，得到 k 个测试结果，最终返回这 k 个结果的均值。显然，交叉验证法评估结果的稳定性和保真性得到一定保证，但在很大程度上取决于 k 的取值，为强调这一点，通常将交叉验证法称为" k 折交叉验证"。而 k 最常用的取值是 10，此时称为 10 折交叉验证，其他常用的 k 值有 5、20 等。

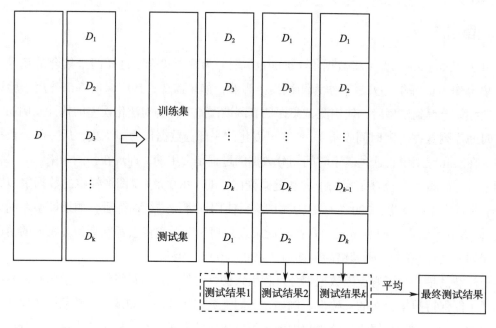

图 6-2　k 折交叉验证法示意图

算法的 MATLAB 伪代码如下：

输入：输入样本数量 m（此处并未考虑数据分布问题，只需提供总样本数即可），划分子集的数量 k。

输出：索引的元胞数组 kfolds（元胞数组大小为 $1 \times k$ ）。

（1）生成随机索引向量 ind，计算每一个子集中样本个数 n。

$$ind = randperm(m);$$

$$n = floor(m/k);$$

（2）将随机索引向量 ind 存入不同的子集中。

```
for i = 1 : k − 1
    kfolds{1,i} = ind((i − 1) * n + 1 : i * n);
end
kfolds{1,k} = ind((k − 1) * n + 1 : end);
```

假定数据集 D 中包含 m 个样本，如果令 $k = m$，则得到 m 个子集，其中每个子集中只含有一个样本。此时的交叉验证法又被称为留一法，是交叉验证中的一个特例。显然，留一法不受随机样本划分方式的影响，且留一法使用的训练集与初始数据集相比只少了一个样本，因此，在绝大多数情况下，留一法中被实际评估的模型与期望评估的用训练集 D 训练出的模型很相似，其评估结果往往被认为比较准确。然而，由于整个过程需要计算 m 次，对于大数据集而言，该过程的计算开销相当高，因此留一法对于大数据集通常是不可行的，仅适用于小数据集，即可以从小数据集中最大限度地获得一个尽可能精确的估计值。

三、自助法

在现实情况中，希望评估的是用数据集 D 训练出的模型，而在留出法和交叉验证法中，数据集划分了部分样本用于测试，导致实际评估的模型所使用的训练集比 D 小，因此引入一些因训练样本规模不同而导致的估计偏差。即使留一法受训练样本规模变化的影响较小，但计算复杂度又太高。如何才能解决这一问题呢？

自助法（bootstrapping）是一个比较好的解决方案，这是一个基于采样和替换的过程。在早期的数据划分方式中，无论何时从数据集中提取一个样本形成一个训练集或测试集，它都不会被替换，即同样的实例，一旦被选中过，就不能再被选中了。自助法的概念是通过替换进行数据集采样，从而形成训练集和测试集。给定一个数据集 D，其包含了 m 个样本，对其进行采样产生数据集 D'：每次随机从 D 中挑选一个样本，将其拷贝到 D' 中，使得该样本在下次采样时仍有可能在数据集 D 中被采样到；这样重复执行 m 次后，就得到了包含 m 个样本的数据集 D'。显然，D 中有一部分样本会在 D' 中多次出现，而另一部分样本不出现。

算法的 MATLAB 伪代码如下：

输入：总样本标签的向量 Y（样本数为 m，样本状态 1 或 0），自助采样的数量 nBoot。

输出：训练集索引矩阵 trainSets（矩阵大小为 $m \times$ nBoot），测试集索引的元胞数组 testSets（元胞数组大小为 $1 \times$ nBoot）。

（1）计算正样本的索引向量 indPos 和负样本的索引向量 indNeg，并计算正样本的数量 nPos 和负样本的数量 nNeg。

```
indPos = find(Y);
indNeg = find(~Y);
nPos = length(indPos);
nNeg = length(indNeg);
```

（2）生成 1 个正样本索引随机采样的大小为 nPos 的列向量和 1 个对负样本索引随机采样的大小为 nNeg 的列向量，将其转换为对应索引值后，合并存入到矩阵 trainSets 中。

```
v1 = indPos(randi(nPos,[1 nPos]));
v2 = indNeg(randi(nNeg,[1 nNeg]));
trainSets(:,i) = [v1; v2];
```

（3）将在 1 到 m 中上述列向量并未采样到的值存入新的列向量，并将此向量存入元胞数组 testSets 中。

```
testSet = 1:m;
v = unique([v1; v2]);
testSet(v) = [];
testSets{i} = testSet;
```

（4）将过程（2）、（3）重复 nBoot 次，得到最终的训练集索引矩阵 trainSets 和测试集索引的元胞数组 testSets。

```
for i = 1:nBoot
    (2);
    (3);
end
```

注意，此时返回的是样本索引值，在使用时须将索引变换为对应的样本值。

```
trainXSet = X(trainSets(:,i),:);
trainYSet = Y(trainSets(:,i),:);
testXSet = X(testSets(i),:);
testYSet = Y(testSets(i),:);
```

其中，X 为 $m \times n$ 的特征矩阵，m 为样本数量，n 为样本特征数量，Y 为 $m \times 1$ 的标签列向量，样本标签为 1 或 0。

已知在样本量为 m 的数据集中，一个特定实例被选中的概率是 $1/m$，因此没有被选中的概率是 $1 - 1/m$。选择机会的次数为 m，因此在整个采样周期内不选择实例的概率为 $\left(1 - \dfrac{1}{m}\right)^m$。如果 m 很大，则概率接近 $1/e$（e 是自然对数），如式 6-1。

$$\lim_{m \to \infty}\left(1 - \frac{1}{m}\right)^m \to \frac{1}{e} \approx 0.368 \qquad （式 6-1）$$

对于一个相当大的数据集，测试集将包含大约 36.8% 的实例，而训练集将包含大约 63.2% 的实例，这就是 0.632 自助法。尽管训练集规模是 m，但它不过是只包含 63.2% 的实例。为了弥补这一缺陷，自助法过程将训练误差与测试误差结合起来，得到最终的误差估计如下：

$$error = 0.632 \times test\ error + 0.368 \times train\ error \qquad （式 6-2）$$

其中，error 为总的误差估计，test error 为测试实例的误差，train error 为训练实例的误差。然后将整个自助过程重复几次，使用不同的训练集替换样本，并对结果进行平均。

（李楠）

第二节　常用的机器学习算法

对于一个机器学习任务，首先要确定其输入空间 X 和输出空间 Y。不同机器学习任务的主要区别在于输出空间不同：在二分类问题中，$Y = (+1, -1)$ 或 $Y = (1, 0)$；在 C 分类问题中，$Y = (1, 2, \cdots, C)$。

输入空间 X 和输出空间 Y 构成了一个样本集 D，对于样本集 D 中的样本 $[(x, y) | x \in X, y \in Y]$，假定 x 和 y 之间的关系可以通过一个未知的真实映射函数 $y = g(x)$ 或真实条件概率分布 $P_r(x|y)$ 描述，$P_r(x|y)$ 表示为当 $Y = y$ 时，$X = x$ 时的概率，机器学习的目标是找到一个模型近似真实映射函数 $g(x)$ 或真实条件概率分布 $P_r(x|y)$。

由于不知道真实的映射函数 $g(x)$ 或真实条件概率分布 $P_r(x|y)$ 的具体形式，只能根据经验假设一个函数集合 F，称为假设空间（hypothesis space）。然后，通过观测其在训练集 D 上的特性，从中选择一个理想的假设（hypothesis）$f* \in F$。

假设空间 F 通常为一个参数化的函数族

$$F = [f(x; \theta) | \theta \in R^D] \qquad （式 6-3）$$

其中 $f(x; \theta)$ 是参数为 θ 的函数，也称为模型（model），D 为参数的数量。

一、Logistic 回归

在线性回归中，已经介绍基于连续变量的线性回归分析，其可以用于分析响应变量为连续型变量时,其与预测变量之间的线性依存关系。但是,在医学研究中,响应变量有时是二分类结果,如发病与不发病、死亡与生存、有效与无效,复发与未复发等,显然这类变量不满足正态分布的条件。当需要研究二分类响应变量的影响因素时,不适合用线性回归分析,此时可以采用Logistic 回归分析(logistic regression analysis)。Logistic 回归属于概率型非线性回归,它是研究二分类(可以扩展到多分类)响应变量与多个影响因素之间关系的一种多变量分析方法,现已成为机器学习处理分类型数据的常用算法。

(一)Logistic 回归模型

设有一个二值响应变量 y,取值为

$$y = \begin{cases} 1, & \text{出现阳性结果(发病、有效、死亡、复发等)} \\ 0, & \text{出现阴性结果(未发病、无效、生存、未复发)} \end{cases}$$

另有 m 个影响 y 取值的预测变量 $x_1, x_2, \cdots, x_m$,观察到 n 例样本数据(表 6-1)。

表 6-1　Logistic 回归分析数据格式

例号 i	x_1	x_2	$\cdots$	x_m	y
1	x_{11}	x_{12}	$\cdots$	x_{1m}	1
2	x_{21}	x_{22}	$\cdots$	x_{2m}	0
3	x_{31}	x_{32}	$\cdots$	x_{3m}	1
$\cdots$	$\cdots$	$\cdots$	$\cdots$	$\cdots$	$\cdots$
n	x_{n1}	x_{n2}	$\cdots$	x_{nm}	0

在这 m 个预测变量作用下,阳性结果 $(y=1)$ 发生的概率为 $P = P(y=1 \mid x_1, x_2, \cdots, x_m)$,则 Logistic 回归模型可表示为

$$P = \frac{1}{1 + exp[\beta_0 + \beta_1 x_1 + \beta_2 x_2 + \cdots + \beta_m x_m]} \tag{式 6-4}$$

其中 β_0 称为常数项或截距,$\beta_1, \beta_2, \cdots, \beta_m$ 称为模型的回归系数。

若用 Z 表示 m 个预测变量的线性组合 $Z = \beta_0 + \beta_1 x_1 + \beta_2 x_2 + \cdots + \beta_m x_m$,则 Z 与 P 之间关系的 Logistic 曲线如图 6-3 所示。从图 6-3 中可以看出,当 Z 趋于 $+\infty$ 时,P 值渐近于 1;当 Z 趋于 $-\infty$ 时,P 值渐近于 0。P 值的变化在 0~1 范围之内,且随 Z 值的增加或减少呈 S 形变化。

对式 6-4 进行变换,Logistic 回归模型可以表示成如下线性形式:

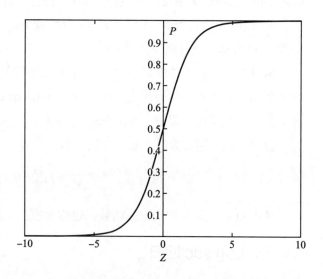

图 6-3　Logistic 曲线示意图

$$ln\left(\frac{P}{1-P}\right) = \beta_0 + \beta_1 x_1 + \beta_2 x_2 + \cdots + \beta_m x_m \qquad (式\ 6\text{-}5)$$

式 6-5 等号左端为阳性结果（P）与阴性结果（$1-P$）发生概率之比的自然对数，称为 P 的 logit 变换，记为 $logit(P)$。可以看出，虽然概率 P 的取值范围在 $0\sim1$ 之间，$logit(P)$ 却没有数值界限。

（二）模型参数的意义

为了便于理解，通常以流行病学研究为例说明模型参数的意义。在介绍模型参数意义之前，首先定义优势比（odds ratio，OR），

设预测变量 x_j 的两个不同取值 $x_j = c_1$ 和 $x_j = c_0$，假定其他因素的水平相同，由流行病学知识可知，两个不同暴露水平 $x_j = c_1$ 和 $x_j = c_0$ 下的优势比 OR_j 的自然对数为

$$\begin{aligned} ln\,OR_j &= ln\left[\frac{\dfrac{P_1}{1-P_1}}{\dfrac{P_0}{1-P_0}}\right] \\ &= logit(P_1) - logit(P_0) \\ &= \beta_j(c_1 - c_0) \end{aligned} \qquad (式\ 6\text{-}6)$$

取反对数后可得

$$OR_j = exp\left[\beta_j(c_1 - c_0)\right] \qquad (式\ 6\text{-}7)$$

式 6-6 中 P_1 和 P_0 分别表示在 x_j 取值为 c_1 及 c_0 时的发病率。

特殊的，x_j 如果赋值为

$$x_j = \left\{\begin{array}{ll} 1, & 暴露 \\ 0, & 非暴露 \end{array}\right\}$$

则暴露组与非暴露组发病的优势比为

$$OR_j = exp(\beta_j) \qquad (式\ 6\text{-}8)$$

当 $\beta_j = 0$ 时，$OR_j = 1$，说明 x_j 对疾病发生不起作用；当 $\beta_j > 0$ 时，$OR_j > 1$，说明 x_j 是危险因素；当 $\beta_j < 0$ 时，$OR_j < 1$，说明 x_j 是保护因素。在具体研究中，可结合 x_j 代表的因素对其做出恰当的解释。

由于值与模型中的常数项 β_0 无关，在危险因素分析中，通常将 β_0 看作无效参数。对于发病率较低的疾病如恶性肿瘤，优势比可以作为相对危险度（relative risk，RR）的近似估计，即

$$OR = \frac{P_1/(1-P_1)}{P_0/(1-P_0)} \approx \frac{P_1}{P_0} = RR \qquad (式\ 6\text{-}9)$$

如果将 Logistic 模型中的 P 看作是在某暴露状态下发病的概率，则 β_0 表示所有暴露水平为 0（$x_1, x_2, \cdots, x_m = 0$）时发病与不发病概率之比的自然对数 $ln\left(\frac{P}{1-P}\right)$，反映了疾病的基准状态。回

归系数 $\beta_j (j = 1,2,\cdots,m)$ 表示当因素 x_j 改变一个单位时 $logit(P)$ 的改变量，它与衡量危险因素作用大小的优势比有一个对应的关系。

由此可见，Logistic 回归模型的参数有明确的实际意义，即得到某一因素的 Logistic 回归系数的估计值后，便可以估计出这一因素在不同水平下的比数比，甚至相对危险度。

（三）MATLAB 示例

学习完 Logistic 回归后，就可以利用 MATLAB 的 Logistic 函数解决医学中的二分类问题。

例 6-2　为了研究某肿瘤的两个影像特征与某肿瘤是否恶性的关系，在一次现况调查中，对某地 22 名肿瘤患者的身体进行检查，收集了是否患有恶性肿瘤和未患有恶性肿瘤的两个影像特征数据，建立一个二元分类模型。根据肿瘤的两个影像特征估计是否患有恶性肿瘤。

本例使用的数据集是为 *ex*4、*Date*。

*ex*4*x.dat*：*x* 数组的第一列代表肿瘤患者的第一个影像特征数据，第二列代表肿瘤患者的第二个影像特征数据。

*ex*4*y.dat*：*y* 向量使用"1"标记患有恶性肿瘤和"0"以标记未患有恶性肿瘤。

1．主要函数

```
h = 1 / (1 + exp(-x * theta))
```

2．具体代码实现

```
h = 1 / (1 + exp(-x * theta));   %  通过假设函数得到预测值
figure,
plot(x(pos, 2), x(pos, 3), '+'); hold on
plot(x(neg, 2), x(neg, 3), 'o')
max_value = max(x(:, 2));
min_value = min(x(:, 2));
X = min_value : 0.001 : max_value;
Y = -(theta(1,1) + theta(2,1) * X) / theta(3,1);
plot(X, Y, '-')
```

这是逻辑回归最常用的假设函数，*theta* 是模型的回归系数。

示例运行后得到了两张图（图 6-4），左边的图呈现所有某肿瘤患者的两个影像特征数据分布的散点图，其中圆圈代表未患有恶性肿瘤，加号代表患有恶性肿瘤；由图中的黄色直线代表逻辑回归分类器，以分开是否患有恶性肿瘤。

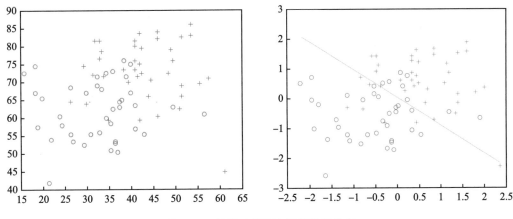

图 6-4　某肿瘤的两个影像特征分布

二、支持向量机

Logistic 回归是基于概率的分类算法，当分类样本数据的规模或噪声很大时，Logistic 回归都能发挥很好的作用。但在面对小规模或高维度分类问题时，Logistic 回归就有过度拟合、分类精度欠佳等缺点。另一种常见的线性分类器支持向量机（support vector machines，SVM）在解决小规模分类问题时表现出许多特有的优势。

下面以二维特征空间中的 SVM 为例简单介绍该算法。

（一）线性可分情况

SVM 是基于数据几何特性的分类算法，目标是在样本的特征空间中寻找一个超平面 H（在二维空间中是一条直线，在三维空间中是一个平面，以此类推），将两类样本正确划分。设空心圆和实心圆分别代表两类样本，H 为分类线（图 6-5）。x_1 和 x_2 被称为支持向量，它们代表两类中距离 H 最近的样本。H_1 和 H_2 是两条平行于 H 且分别过 x_1 和 x_2 的直线，H_1 与 H_2 之间的距离被称为分类间隔。将既能把两类样本正确分开，又能使分类间隔最大的分类线称作最优分类线。

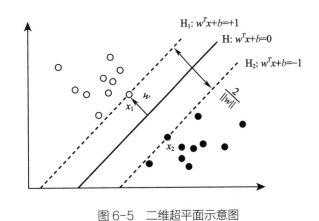

图 6-5　二维超平面示意图

设存在由 m 个样本组成的训练样本集 D，有

$$D = \left\{ \left(\boldsymbol{x}_1, y_1 \right), \left(\boldsymbol{x}_2, y_2 \right), \cdots, \left(\boldsymbol{x}_m, y_m \right) \right\}, m \in R \qquad （式 6-10）$$

其中 $\boldsymbol{x}_i$ 是由 n 维特征组成的特征向量，$1 \leqslant i \leqslant m$；$y_i \in \{-1, +1\}$ 是样本所属的类别。$y = +1$ 的

样本被称为正类样本（图 6-5 空心圆），$y=-1$ 的样本被称为负类样本（图 6-5 实心圆）。在二维特征空间中，有 $\boldsymbol{x}_i=[x_{i1},x_{i2}]$，其中 x_{i1} 和 x_{i2} 为样本 $(\boldsymbol{x}_i,y_i)$ 的两个特征。在线性可分情况下，会有一个超平面使得正类样本和负类样本完全分开。例如，在肿瘤研究问题中，x_{i1} 和 x_{i2} 可以代表 CT 图像中肿瘤的长径和短径，y 为 +1 代表肿瘤为良性，y 为 –1 代表肿瘤为恶性，则超平面 H 即为能有效区分良性、恶性肿瘤的分类线。

线性判别函数指由 $\boldsymbol{x}$ 的各个分量线性组合而成的函数。在特征空间中，通过学习，不同的类别可以得到不同的判别函数。比较不同类别的判别函数值大小，就可以进行分类。在 n 维空间中，线性判别函数的一般形式为：

$$f(\boldsymbol{x})=\boldsymbol{w}^T\boldsymbol{x}+b \qquad (式6-11)$$

则超平面 H 可以用如下线性方程来描述：

$$\boldsymbol{w}^T\boldsymbol{x}+b=0 \qquad (式6-12)$$

其中 $\boldsymbol{w}$ 为法向量，决定了超平面 H 的方向；b 为位移项，决定了超平面 H 与原点之间的距离。

判别函数 $f(\boldsymbol{x})$ 对于 $\forall(\boldsymbol{x}_i,y_i)\in D$，有：

$$\begin{cases}f(\boldsymbol{x}_i)\geqslant+1,\ y_i=+1\\ f(\boldsymbol{x}_i)\leqslant-1,\ y_i=-1\end{cases} \qquad (式6-13)$$

特别对于支持向量，有：

$$y_if(\boldsymbol{x}_i)=1 \qquad (式6-14)$$

式 6-14 决定了 H_1 和 H_2。此时样本点到超平面的最小距离为 $\frac{1}{\|\boldsymbol{w}\|}$，分类间隔等于 $\frac{2}{\|\boldsymbol{w}\|}$。SVM 线性模型的推导过程就是通过最优化方法寻找支持向量并求出使 H_1 与 H_2 之间间隔 $\frac{2}{\|\boldsymbol{w}\|}$ 最大的参数 $\boldsymbol{w}$ 和 b 的过程。详细过程读者可自行查阅模式识别、机器学习相关书籍。

（二）非线性可分情况

上面讨论了线性可分条件下最优线性分类界面的计算方法。然而，在现实情况中，样本往往不是线性可分的，即原始样本空间内并不存在一个能划分两类样本的超平面。对于非线性可分问题，要使用非线性模型才能很好地分类。接下来将介绍两种对线性不可分数据进行 SVM 分类的方法。

1. 核函数　对于非线性可分问题，可以将样本从原始空间映射到一个更高维的空间，使得样本在高维空间中线性可分。例如，在二维空间中不存在能将训练样本集 D 中的两类样本正确划分的超平面 H 时（图 6-6A），若将原始的二维空间映射到一个合适的三维空间，便可找到一个合适的划分超平面（图 6-6B）。

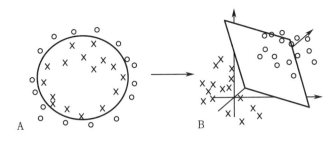

图 6-6　高维超平面示意图

设 $\phi(\boldsymbol{x})$ 为将 $\boldsymbol{x}$ 映射到高维空间后的特征向量。则由式 6-11 可知，划分超平面所对应的模型可表示为：

$$f(\boldsymbol{x}) = \boldsymbol{w}^T \phi(\boldsymbol{x}) + b \qquad （式 6-15）$$

然而，对式 6-15 中参数的求解通常会遇到障碍：样本特征 $\boldsymbol{x}_i$ 和 $\boldsymbol{x}_j$ 通过 ϕ 映射到高维特征空间之后，求解过程中用到的内积 $\boldsymbol{x}_i^T \boldsymbol{x}_j$ 会变成 $\phi(\boldsymbol{x}_i)^T \phi(\boldsymbol{x}_j)$。由于特征空间的维数可能很高，甚至可能是无穷维，直接计算 $\phi(\boldsymbol{x}_i)^T \phi(\boldsymbol{x}_j)$ 通常是困难的。为了避开这个障碍，需要构造一个原始空间中的核函数（kernel function）：$k(\boldsymbol{x}_i, \boldsymbol{x}_j)$，代替 $\phi(\boldsymbol{x}_i)^T \phi(\boldsymbol{x}_j)$，其中 $1 \leqslant i \leqslant m$，$1 \leqslant j \leqslant m$。

核函数本质上是一个为了在 n 维甚至无穷维度的空间中简化点积计算而构造的数学工具，它能有效降低算法的空间复杂度。注意：原始空间映射到高维并不是核函数的功能，请初学者不要混淆基本概念。

希望样本在特征空间内线性可分，因此特征空间的好坏对 SVM 的性能至关重要。需要注意的是，在不知道特征映射 ϕ 的形式时，并不知道什么样的核函数是合适的。若核函数选择不合适，则意味着将样本映射到了一个不合适的高维特征空间，这很可能导致性能不佳。

在实际应用中，研究者会根据样本数据的不同，从一些常用的核函数中选择不同的核函数与参数使用（表 6-2）。

表 6-2　常用核函数

名称	表达式	参数
线性核	$k(x_i, x_j) = x_i^T x_j$	
多项式核	$k(x_i, x_j) = \left(r + \gamma x_i^T x_j\right)^d$	r、$\gamma > 0$，为常数；$d \geqslant 1$，为多项式的次数，$d = 1$ 时为线性核
高斯核	$k(x_i, x_j) = \exp\left(-\dfrac{\|x_i - x_j\|^2}{2\sigma^2}\right)$	$\sigma > 0$，为高斯核的带宽

例如，设核函数 $k(\boldsymbol{x}_i, \boldsymbol{x}_j) = \left(1 + \boldsymbol{x}_i^T \boldsymbol{x}_j\right)^2$，$\boldsymbol{x} \in R^2$。

当 $i = 1$，$j = 2$ 时，$\boldsymbol{x}_1 = [x_{11}, x_{12}]$，$\boldsymbol{x}_2 = [x_{21}, x_{22}]$。此核函数可展开为：

$$k(\boldsymbol{x}_1, \boldsymbol{x}_2)$$

$$= \left(1 + \boldsymbol{x}_1^T \boldsymbol{x}_2\right)^2$$

$$= \left(1 + x_{11} x_{21} + x_{12} x_{22}\right)^2$$

$$= 1 + 2 x_{11} x_{21} + 2 x_{12} x_{22} + 2 x_{11} x_{12} x_{21} x_{22} + x_{11}^2 x_{21}^2 + x_{12}^2 x_{22}^2$$

$$= \phi\left(\boldsymbol{x}_1\right)^T \phi\left(\boldsymbol{x}_2\right)$$

其中，$\phi\left(\boldsymbol{x}_1\right)^T = \left[1, \sqrt{2} x_{11}, \sqrt{2} x_{12}, \sqrt{2} x_{11} x_{12}, x_{11}^2, x_{12}^2\right]$，即 $\phi\left(\boldsymbol{x}\right) \in R^6$。可以看到，该核函数在原始空间中代替了 6 维映射空间的点积运算，降低了算法的空间复杂度。

2. 软间隔　在前面的讨论中，一直假设训练样本在样本空间或特征空间中是线性可分的。然而，在很多实际问题中，研究者往往很难确定合适的核函数使得训练样本在特征空间中线性可分，或者能够将各类完全分离的线性边界根本不存在。此时寻找最优分类超平面就毫无意义。缓解该问题的一个办法是允许 SVM 在一些样本上出错，因此要引入软间隔（soft margin）概念。

具体来说，前面介绍的 SVM 形式是要求所有样本均满足约束公式 6-13，即所有样本都必须划分正确，这被称为"硬间隔支持向量机"。但在图 6-5 的基础上加入几个灰色圆后，能将训练样本完全正确分离的超平面便不存在了（图 6-7）：

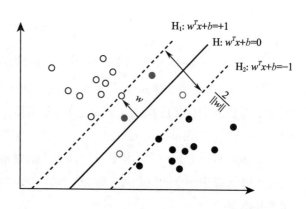

图 6-7　不满足约束的样本（灰）

这些灰色圆即不满足原有约束式 6-13 的样本。然而，可以通过放宽式 6-13 的约束处理这些不可分数据。对每个样本点引入一个误差因子 $\xi_i \geqslant 0$，$i = 1、\cdots、m$，得到

$$\begin{cases} \boldsymbol{w}^T \boldsymbol{x}_i + b \geqslant +1 - \xi_i, \ y_i = +1 \\ \boldsymbol{w}^T \boldsymbol{x}_i + b \leqslant -1 + \xi_i, \ y_i = -1 \end{cases} \qquad \text{（式 6-16）}$$

对于分类超平面错分的样本，必然有 $\xi_i > 1$。允许这些错分样本存在的支持向量机就称为"软间隔支持向量机"。同时引入惩罚参数 C，用 $C \sum_i \xi_i$ 代表对错分量的度量，即惩罚项。惩罚项可以有很多表达方式，如 $C \sum_i \xi_i^2$ 也成立。C 的值越低，对"离群值"的惩罚就越少，同时获得更松的分类间隔。

引入误差因子和惩罚参数后，构建 SVM 模型时，除了需要满足间隔最大化这一基本条件外，还要使惩罚项尽量小，C 就起到调和两个条件的作用。

三、MATLAB 示例

掌握支持向量机的原理、核函数类型选择后，可以利用 MATLAB 中自带的 SVM 函数求解各分类问题实例。

1. 主要函数　训练二进制支持向量机分类器：fitcsvm。

$$SVMModel = fitcsvm(X, Y, 'KernelFunction', 'rbf', 'BoxConstraint', 1)$$

输出：SVMModel—训练好的分类器。

输入：X——训练集数据特征矩阵，可以是 double 类型的矩阵，也可以是 table 类型的表格。注意 X 每一行代表一个观测样本，每一列代表一个特征。Y——训练集数据标签。

'KernelFunction'——选择输入，这是核函数的参数，fitcsvm 默认线性分类，若要进行非线性分类，需要通过该命令选择核函数，一共有三种可选参数，高斯 'gaussian'（or 'rbf'），线性 'linear'，多项式 'polynomial'，当然也可以自己编写核函数。核函数的选择是 SVM 分类器的最重要的参数。

'BoxConstraint'——选择输入，可以看成是一个约束，等效于惩罚因子。这个值越大，间隔越小，越接近硬间隔支持向量机，同时过拟合的风险也会增大；这个值越小，间隔越大，说明在训练中允许的错误样本数越多，泛化能力越强。默认值是 1，所以使用默认参数训练时，采用的是软间隔 SVM。

其他参数可以通过命令 help fitcsvm 了解。

2. 其他函数

（1）分类器的交叉验证：crossval。

```
CVSVMModel = crossval(SVMModel);
```
crossval 支持简单随机、k 折、留一法，默认情况下使用 10 折交叉验证。

输出：CVSVMModel——交叉验证的模型。

输入：SVMModel——训练好的 SVM 模型。

（2）显示交叉验证结果：kfoldPredict。

```
[label, scorePred] = kfoldPredict(CVSVMModel);
```
输出：label——分类标签。

scorePred——第一列是负类分数，第二列是正类分数。

输入：CVSVMModel——交叉验证的模型。

（3）样本外错误率：kfoldLoss。

```
classLoss = kfoldLoss(CVSVMModel)
```
输出：classLoss——错误率。

输入：CVSVMModel——交叉验证的模型。

（4）对新样本进行分类预测：predict。

$[\text{testlable}, \text{score}] = \text{predict}(\text{SVMModel}, \text{Xtest});$

输出：label——分类标签。

score———第一列是负类分数，第二列是正类分数。

输入：SVMModel——训练好的 SVM 模型。

Xtest——验证集数据特征矩阵。

例 6-3　可以参考以下代码用 SVM 对例 6-2 的数据进行分类。

```
SVMModel = fitcsvm(x, y);  % 训练分类器
classOrder = SVMModel.ClassNames;  % 第一类是负类，第二类是正类
% 绘制数据的散点图并圈出支持向量。
sv = SVMModel.SupportVectors;
figure
gscatter(x(:,1), x(:,2), y, 'k', '.x'); hold on  % 第一类为·，第二类为 x
plot(sv(:,1), sv(:,2), 'ko', 'MarkerSize', 10)  % 用圆圈圈出支持向量
legend('class1', 'class2', 'Support Vector')
hold off
CVSVMModel = crossval(SVMModel);  % 分类器的交叉验证
[label, scorePred] = kfoldPredict(CVSVMModel);  % 交叉验证结果
classLoss = kfoldLoss(CVSVMModel);  % 样本外错误率
```

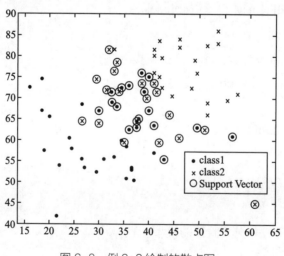

图 6-8　例 6-2 绘制的散点图

其中 classLoss = 0.200 0，即分类正确率为 acc = 0.800 0。

如果对 SVM 有兴趣或者需要实现更复杂的功能，推荐下载并编译 LibSVM 工具包。该工具包具有操作简单、易于使用、快速有效、对 SVM 所涉及的参数调节相对较少的特点，且自带使用教程，适合初学者练习。

（高兰琦　潘志强）

第三节　模型的性能度量

模型在训练集上的误差通常称为"训练误差"或"经验误差"，在新样本上的误差称为"泛化误差"。显然，机器学习的目的是得到泛化误差小的学习器。然而，由于在实际应用中新样本是未知的，所以只能使训练误差尽量小。为了得到泛化误差小的模型，在构建机器模型时，通常将数据集拆分为相互独立的训练集、验证集和测试集。在训练过程中，使用验证集评估模型，并据此更新超参数；训练结束后，使用测试集评估训练好的最终模型的性能。

在模型评估过程中，分类问题、回归问题往往需要使用不同的指标进行评估。在评估指标中，大部分指标只能片面地反映模型的一部分性能，如果不能合理地运用评估指标，不仅不能发现模型本身的问题，还可能会得出错误的结论。

一、回归模型的评估指标

（一）均方误差（MSE）

$$\text{MSE} = \frac{1}{m}\sum_{i=1}^{m}\left(\hat{y}_i - y_i\right)^2 \tag{式 6-17}$$

均方误差（mean squared error，MSE）是最主要和最常用的度量方法，它度量预测值与真实值的平均平方误差。其值越小，说明拟合效果越好。这里用 y_i 表示输入数据（真实值），$\hat{y}_i$ 表示相应的输出值（预测值）。

（二）均方根误差（RMSE）

$$\text{RMSE} = \sqrt{\frac{1}{m}\sum_{i=1}^{m}\left(\hat{y}_i - y_i\right)^2} = \sqrt{\text{MSE}} \tag{式 6-18}$$

均方根误差（root mean squared error，RMSE）具有与真实值、预测值相同的维度，能够很好地反映回归模型预测值与真实值的偏离程度。但是在实际工作中，如果存在个别偏离程度非常大的离群点时，即使离群点数量非常少，也会让 RMSE 指标变得很差。其解决办法可以从三个角度思考：第一，如果认定这些离群点是"噪声点"，就需要在数据预处理阶段将这些噪声点过滤掉；第二，如果不认为这些离群点是"噪声点"，就需要进一步提高模型的预测能力，将离群点产生的机制进行建模；第三，使用更合适的指标评估该模型。

（三）平均绝对误差（MAE）

$$MAE = \frac{1}{m} \sum_{i=1}^{m} |\hat{y}_i - y_i|$$

（式 6-19）

平均绝对误差（mean absolute error，MAE）是绝对误差的平均值，能更好地反映预测值误差的实际情况。

（四）可决系数（R^2）

$$R^2 = 1 - \frac{\sum_{i=1}^{n}(y_i - \hat{y}_i)^2}{\sum_{i=1}^{n}(y_i - \bar{y})^2}$$

（式 6-20）

其中，$\hat{y}_i$ 是预测值，$\bar{y}$ 是预测值的平均值。

R^2 是一个综合评估的指标，理解为响应变量 y 中的变异性能可被估计的多元回归方程解释的比例。分母为原始数据的离散程度，分子为预测数据和原始数据的误差。R^2 的取值在 0 与 1 之间，其值越接近 1，则模型的解释程度就越高，其值越接近 0，其解释程度就越弱。

二、分类模型的评估指标

在分类模型中，无论是真实值 y 还是预测值 $\hat{y}$，都是离散值，而非连续值。此时，回归模型中的评估指标不能很好地评估模型，需要更适合的指标对其进行评估。

混淆矩阵（confusion matrix）也称误差矩阵，是分类模型中用于评估的一种标准格式。混淆矩阵的每一列代表了预测类别，每一列的总数表示预测为该类别数据的数目；每一行代表了数据的真实归属类别，每一行的数据总数表示该类别的数据实例的数目。以二分类为例：真阳性（true positive，TP）：样本的真实类别是正例，并且模型预测的结果也是正例；真阴性（true negative，TN）：样本的真实类别是负例，并且模型将其预测成为负例；假阳性（false positive，FP）：样本的真实类别是负例，但是模型将其预测成为正例；假阴性（false negative，FN）：样本的真实类别是正例，但是模型将其预测成为负例。其混淆矩阵可表示为表 6-3。

考虑到临床实例，所建立的模型可能存在两种误差。当受试者未患某疾病时，它可能会判断该受试者患了此疾病。而当受试者患了某疾病时，它可能会判断该受试者未患此疾病。涉及实际的临床环境时，第二种误差比第一种更严重，因为疾病患者最终将因此而未接受任何治疗，而第一种误差将导致对受试者进行更多的测试。

表 6-3 混淆矩阵

		真实分类	
		正	负
预测分类	正	真阳性（TP）	假阳性（FP）
	负	假阴性（FN）	假阴性（TN）

基于混淆矩阵可以提出如下评估指标。

（一）准确率

准确率（accuracy，ACC），也称成功率，指分类正确的样本占总样本个数的比例。

$$ACC = \frac{TP + TN}{TP + TN + FP + FN} \qquad （式6-21）$$

准确率是分类问题中最简单也是最直观的评价指标，但存在明显的缺陷。例如，假设样本中有 99% 的健康受试者 CT 图像，只有 1% 的某病患者 CT 图像，此时即使将所有的图像都预测为健康人的 CT 图像，仍然可以获得 99% 的准确率。因此，当不同类别的样本比例极度不平衡时，比例较大的样本对准确率影响较大，准确率将不再适合作为评估指标。

（二）精确率

精确率（precision，P），也称查准率，是指分类正确的正样本个数占分类器判定为正样本的样本个数的比例。

$$P = \frac{TP}{TP + FP} \qquad （式6-22）$$

$TP + FP$ 代表无论真与假，预测结果都是正样本。与准确率代表整体的预测准确程度不同，精确率仅代表对正样本结果中的预测准确程度。

（三）敏感度

敏感度（sensitivity）也称真阳性率（true positive rate，TPR），是指分类正确的正样本在真正的正样本中所占的比例，因此又称为查全率。在预测是某疾病患者还是健康人的模型中，敏感度通常表现为对某疾病的感知力。在对疾病分级的模型中，敏感度表现为对疾病严重程度的感知力。在实际工作中，为了减少 I 型错误，敏感度应尽量高，这样可以避免将某疾病患者预测为健康人，或者将某疾病重度患者预测为轻度患者，进而避免错过最佳治疗时间。

$$TPR = \frac{TP}{TP + FN} \qquad （式6-23）$$

（四）特异度

特异度（specificity）也称真阴性率（true negative rate，TNR）。敏感度是对正样本的感知力度，而特异度则是对负样本的感知力度。为了减少 II 型错误，特异度应尽量高。但在实际工作中，犯 II 型错误的代价远远小于犯 I 型错误的代价，因此不会过度追求高的特异度。

$$TNR = \frac{TN}{TN + FP} \qquad （式6-24）$$

（五）ROC 曲线（图 6-9）

ROC 曲线的横坐标为假阳性率（FPR），纵坐标为真阳性率（TPR）。对某个分类器而言，可以根据其在测试样本上的表现得到一个 FPR 和 TPR 点对。通过调整这个分类器在分类时使用的阈值，就可以得到一个经过 (0, 0) 和 (1, 1) 的曲线，这就是此分类器的 ROC 曲线。一般情况下，这个曲线都应该处于 (0, 0) 和 (1, 1) 连线的上方。因为 (0, 0) 和 (1, 1) 连线形成的 ROC 曲线实际上代表的是一个随机分类器。如果不幸得到一个位于此直线下方的分类器，其补救办法就是将所有的预测结果反向，即分类器输出结果为正类，则最终分类的结果为负类，反之，则为正类。在实际临床应用中，无论如何调整分类阈值，敏感性始终应该是较高的，即分类器对疾病或者疾病严重程度的感知力度是大的，能够尽量避免漏诊，避免Ⅰ型错误，这样的模型就是好的模型。

虽然，用ROC曲线表示分类器的性能很直观好用，但只能评判这个分类器是优于随机预测的。想要对比不同分类器，仅靠ROC曲线是不够的，人们总是希望有一个数值区分分类器性能的好坏。ROC曲线下与坐标轴围成的面积（area under ROC curve，AUC）处于ROC曲线下方的面积大小，该值可以量化地反映基于ROC曲线衡量出的模型性能。计算AUC值只需要沿着ROC横轴进行积分即可。由于ROC曲线一般都处于$y = x$这

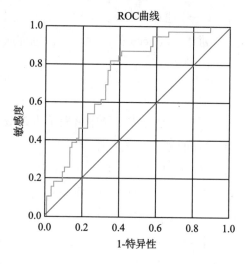

图6-9　AUG示意图

条直线的上方，所以AUC的取值一般在0.5~1之间。AUC越大，敏感度就越高，说明分类器对疾病或者疾病严重程度更敏感，犯Ⅰ型错误的概率就越小，分类性能越好。

（李楠）

第四节　术前 MRI 预测子宫内膜癌患者淋巴血管间隙侵犯研究

一、问题

子宫内膜癌（endometrial cancer，EC）是女性第四大常见癌症，是女性癌症相关的第六大死因，其预后取决于肿瘤分期、肌层浸润深度、淋巴血管间隙侵犯、组织学分级和淋巴结状态等因素。淋巴血管间隙侵犯已被证明是子宫内膜癌复发和淋巴结转移的独立危险因素，即淋巴血管间隙侵犯阳性的子宫内膜癌患者被归类为高危患者，临床上建议此类患者接受淋巴清扫。因此，术前了解淋巴血管间隙的侵犯状态有助于临床医生的治疗决策。然而，淋巴血管间隙浸润仅可从术后病理检查获得。同时，磁共振成像（MRI）已广泛用于子宫内膜癌的术前分期。并且有研究发现，基于MRI的纹理和放射组学分析可以预测子宫内膜癌患者的淋巴血管间隙侵犯状态。

因此，本节将尝试使用纹理分析和影像组学分析，借助从MRI图像中提取的定量图像特征，预测子宫内膜癌患者淋巴血管间隙侵犯状态。

二、数据

子宫内膜癌患者的MRI图像的纹理特征提取，依照第三章介绍的内容，最终得到1 724个纹理特征，具体实现过程本节不再赘述。关于特征筛选，第四、五章也已经介绍过了，其具体实现本节也不再赘述。但值得注意的是，在多种多样的筛选方法中，本节采用双样本 t 检验进行特征筛选，其主要策略是取差异有统计学意义排名（升序）前25的特征。

此外，本数据集的样本量为182，并且除了筛选后剩余的25个纹理特征外，每个样本的特

征集还包括了三个临床指标特征：年龄、癌症分期、CA125（一种抗原检测指标）。因此，此数据集的最终特征矩阵的大小为 182×28，标签向量的大小为 182×1。

三、模型构建与性能度量

1. 模型的评估方法（数据集的划分） 本例中数据集规模 np 为 182，属于小样本集，因此只能采用交叉验证法或自助法，本例中采用留一法交叉验证。

2. 模型的学习算法 考虑是分类问题，可选取逻辑回归、支持向量机等学习算法，本例中采用支持向量机。

3. 模型的性能度量 由于是二分类问题，本例中采用准确率、敏感度，以及特异度来对模型的性能进行度量。

其 MATLAB 伪代码如下：

```
for  i = 1 : np
    （1）构建测试集。
    （2）构建训练集。
    （3）用训练集训练 SVM 模型。
    （4）用训练好的模型对测试集进行分类，并记录分类结果。
end
    （5）根据原始标签与分类结果计算正确率、敏感度，以及特异度等。
```

四、结果展示

此模型的混淆矩阵可按表 6-4 表示。

表6-4 混淆矩阵

		真实分类	
		浸润	未浸润
预测分类	浸润	0	53
	未浸润	0	129

即正确率（ACC）、敏感度（TPR），以及特异度（TNR）分别为：

$$ACC = \frac{TP+TN}{TP+TN+FP+FN} \approx 70.88\%$$

$$TPR = \frac{TP}{TP+FN} = 0$$

$$TNR = \frac{TN}{TN+FP} = 1$$

如果仅观测正确率这一个指标，似乎此分类模型表现还不错。再注意到特异度为 1，或许可以认为此模型是一个很好的模型，但当关注到敏感度为 0 时，可以立马判定该模型性能表现差。因为敏感度为 0，说明此模型将所有的淋巴结浸润的 EC 患者全部判定为淋巴结未浸润的 EC 患者，这样的情况是很可怕的，如若遵循此分类准则，淋巴结浸润的 EC 患者或将得不到妥善的治疗，进而病情恶化甚至死亡。

五、讨论与分析

该构建的模型表现差已成事实，那么存在的原因是什么？以及如何改进呢？可以从以下几个方面思考：

1. 研究问题　当想要研究一个问题时，应先做大量的学习调研和荟萃分析，确定此问题具有可研究性，避免证明假命题为真命题的情况。在本例中，已有研究发现基于 MRI 的纹理分析可以预测 EC 的 LVSI 状态，因此研究问题是具有可研究性的。

2. 特征提取　是整个机器学习的第一步，一般不存在问题，但也需要注意细节问题，特别是在自己编程实现的过程中，可能会存在粗心马虎的情况，或将导致后续一些分析与计算都是错误的。

3. 模型优化　如果问题具有可研究型，且特征提取过程中也不存在纰漏，那么接下来就需要一步步优化模型，一般从特征筛选的方法、评估方法（数据集的划分），以及学习算法这几个角度考虑。本例，采用双样本 t 检验筛选特征、使用留一法交叉验证，以及支持向量机构建模型，这些都是可以替换的。例如，采用"双样本 t 检验 + 十折交叉验证 + 支持向量机"的模式构建，又例如，采用"相关性分析 + 自助法 + 逻辑回归"的模式构建……这样的构建模式多种多样，要基于具体问题，具体分析，总有一个适合问题的模式。

（李楠）

参考文献

［1］ 白人驹，徐克. 医学影像学［M］. 7版. 北京：人民卫生出版社，2013.

［2］ 余建明. 医学影像技术学［M］. 北京：人民卫生出版社，2011.

［3］ 吉强，洪洋. 医学影像物理［M］. 4版. 北京：人民卫生出版社，2016.

［4］ 童家明. 医学影像物理学［M］. 5版. 北京：人民卫生出版社，2022.

［5］ 黄少罗，闫聪聪. MATLAB 2020 从入门到精通［M］. 北京：机械工业出版社，2021.

［6］ 魏鑫，周楠. MATLAB 2022a 从入门到精通［M］. 北京：电子工业出版社，2023.

［7］ 薛定宇. MATLAB 线性代数运算［M］. 北京：清华大学出版社，2019.

［8］ 刘成龙. 精通 MATLAB 图像处理［M］. 北京：清华大学出版社，2015.

［9］ 贾永红. 数字图像处理［M］. 4版. 武汉：武汉大学出版社，2023.

［10］ RAMAKRISHNAN S. Image texture analysis: foundations, models and algorithms [J]. Computing reviews, 2021(6): 62.

［11］ 李康，贺佳. 医学统计学［M］. 7版. 北京：人民卫生出版社，2018.

［12］ 周品编. MATLAB 概率与数理统计［M］. 北京：清华大学出版社，2012.

［13］ 谭英平. 统计学（微课版）［M］. 北京：人民邮电出版社，2020.

［14］ 邓奋发. MATLAB R2015b 概率与数理统计［M］. 北京：清华大学出版社，2017.

［15］ 孙振球，徐勇勇. 医学统计学［M］. 北京：人民卫生出版社，2014.

［16］ MENDENHALL W, SINCICH T. A Second Course in Statistics: Regression Analysis [J]. Journal of the American Statistical Association, 1997, 92(438): 217.

［17］ 杨杰. 模式识别及 MATLAB 实现［M］. 北京：电子工业出版社，2017.

［18］ 张学工，汪小我. 模式识别［M］. 北京：清华大学出版社，2021.

［19］ 周志华. 机器学习［M］. 北京：清华大学出版社，2016.

索引